失眠的认知行为治疗

逐次访谈指南

Cognitive Behavioral Treatment of Insomnia

A Session-by-Session Guide

原著　Michael L. Perlis
Carla Jungquist
Michael T. Smith
Donn Posner

主译　张　斌

主审　贾福军

译者　唐　毅　谭文艳
王文菁　张　斌

翻译秘书　王波帆

人民卫生出版社

Translation from the English language edition:
Cognitive Behavioral Treatment of Insomnia by Michael L. Perlis

图书在版编目（CIP）数据

失眠的认知行为治疗：逐次访谈指南 /（美）帕里斯（Perlis, M）原著；张斌主译. —北京：人民卫生出版社，2012. 2

ISBN 978-7-117-15358-4

Ⅰ. ①失… Ⅱ. ①帕… ②张… Ⅲ. ①失眠-行为治疗 Ⅳ. ①R749. 705

中国版本图书馆CIP数据核字（2012）第000148号

人卫智网	www.ipmph.com	医学教育、学术、考试、健康，购书智慧智能综合服务平台
人卫官网	www.pmph.com	人卫官方资讯发布平台

图字：01-2011-7351

失眠的认知行为治疗

逐次访谈指南

主　　译：张　斌
出版发行：人民卫生出版社（中继线 010-59780011）
地　　址：北京市朝阳区潘家园南里 19 号
邮　　编：100021
E - mail：pmph @ pmph.com
购书热线：010-59787592　010-59787584　010-65264830
印　　刷：北京盛通印刷股份有限公司
经　　销：新华书店
开　　本：710×1000　1/16　印张：11
字　　数：180千字
版　　次：2012 年 2 月第 1 版　2025 年 12 月第 1 版第16 次印刷
标准书号：ISBN 978-7-117-15358-4/R・15359
定　　价：28. 00元
打击盗版举报电话：010-59787491　E-mail：WQ @ pmph.com
质量问题联系电话：010-59787234　E-mail：zhiliang @ pmph.com

中文版序

失眠症是一常见病，这无疑是专家们的共识，尽管由于不同的诊断标准而没有一个确切的患病率。急性失眠症在临床上往往比较容易处理，但慢性失眠症常是临床上一个棘手问题，仅靠药物治疗，一是长期疗效不理想，二是患者可接受性较差，因此常常需要综合干预，这自然离不开非药物治疗方法，而非药物治疗又几乎是每一位慢性失眠患者的首选。

到目前为止，在失眠症的非药物治疗方法中，认知行为治疗是最有循证医学证据的，也最具代表性。但是在国内实际临床工作中，对慢性失眠症主要采用认知行为治疗的比例却并不太高。其主要原因是能较全面掌握失眠症的认知行为治疗技能的医师和心理治疗师还比较少，因此，扩展相关的临床专业队伍，提高认知行为治疗水平已是迫在眉睫的工作。在精神科和神经科等临床上广泛推广认知行为治疗技术的应用，也是提高慢性失眠症治疗率及其疗效的最好措施之一。

认知行为疗法用于治疗慢性失眠可使用刺激控制、睡眠限制、睡眠卫生、放松训练和认知疗法，其中行为治疗占主导地位。认知行为治疗在国内临床心理界整体上还不够普及，操作的规范性更是有限，而国内相关的参考书又凤毛麟角。以张斌博士为牵头人的广东省精神卫生中心的几位青年医师翻译了这本专著，其认知行为治疗方法内容翔实，可操作性好，临床实用性强，相信对有兴趣从事认知行为治疗工作的精神科医师、神经科医师、心理治疗师、心理咨询师以及临床护理工作者都会有实实在在的帮助。

祝愿失眠症的认知行为治疗技术在我国早日得到普及，让更多的失眠患者从中受益。

贾福军
中国睡眠研究会睡眠与心理卫生
专业委员会主任委员
广东省精神卫生中心主任
2011年11月

原版序言

失眠症的治疗已经达到了一个里程碑。认知行为治疗（cognitive behavioral therapy，CBT）作为针对各种失眠的一种有效治疗手段，其科学性已经被广泛地认可。它由若干部分组成，包括最初的评估、整合有效的认知行为技术以干预失眠以及确保患者在治疗期间和治疗结束后可以遵循治疗指示操作的方法。这本手册提供了失眠治疗中关于技术评估、睡眠日记的作用、活动记录仪及多导睡眠监测等一些有用信息。

尽管很多行为学派的临床工作者曾使用认知行为治疗的某种或多种技术，但能系统和完整地使用这一方法的人不多。这本手册可以帮助临床工作者有效地提高他们治疗失眠的技能。作者从失眠治疗文献中整合了经过验证的有效技术，包括刺激控制治疗、睡眠限制治疗、睡眠卫生宣教、放松训练和认知治疗。这些技术并不是被随意地拼凑在一起，而是有机地结合在一起。本手册的所有作者均活跃在慢性失眠临床研究和治疗领域的前沿。本手册体现了他们在帮助慢性失眠患者改善睡眠过程中的共同体验和深刻理解。

一般来讲，手册对初学者帮助最大，但每个人都可从本手册中受益匪浅。对于有经验的医师来说，书中关于医患对话、治疗选择、推理以及技巧性地处理患者潜在的阻抗等内容都比较有深度和启发性，有助于提高医师们对临床工作中细微差别的理解和体会。这就是本手册的智慧所在。

本手册特别之处是列举了很多治疗师与患者之间的对话实例，让我们可以了解如何介绍治疗的各种技术，如何解释治疗，如何解答患者的疑问，如何确保有效地完成治疗，如何应对患者可能发生的问题和预防治疗结束后的复发。治疗师的对话非常有效。治疗的系统性，通过比喻等方法说明治疗干预的基本理论，治疗师的态度等等都能帮助患者完全投入地主动合作。除了治疗手册中要求的做什么和什么时候做的具体细节外，我们还能从手册里那些示范性的治疗方法中获益良多。

正如很多读者所知，我们两位作序者都从事治疗失眠的单一技术的评估和进展——刺激控制疗法（stimulus control therapy）（RRB）和睡眠限制疗法（sleep restriction therapy)(AJS),所以我们合作写序的目的是代表失眠症的认知行为治疗的发展趋势(例如将不同的技术整合成含有多种治疗手段的方法用于各种原因导致的慢性失眠)。本手册的作者非常聪明,请我们共同写序就是要表明单一技术的治疗方法不会适用于所有的患者。我们需要帮助患者,而人体又具有复杂性和差异性,本手册能够提供直接和有效的认知行为治疗方法治疗失眠。

Richard R. Bootzin,博士
亚利桑那州,图森市
亚利桑那大学精神病学和心理学系,失眠项目主任
精神病学和心理学教授

Arthur J. Spielman,博士
纽约州,纽约市
康奈尔大学威尔医学院,睡眠医学中心副主任
纽约城市大学城市学院心理学系教授

前言

目前,大量证据表明认知行为治疗对失眠症有效[1,2]。急性期(4~8周)治疗的疗效与镇静催眠药相当[3,4],而长期治疗更为有效[3]。总体来说,失眠的认知行为治疗(cognitive behavioral therapy for insomnia, CBT-I)的疗效能达到平均水平,改善大约50%的症状,具有较大确定性的效应值(1.0左右)[1,2,4]。纵向研究结果证明,该治疗能持续地改善睡眠潜伏期(sleep latency, SL)和入睡后觉醒时间(wake after sleep onset, WASO),对总睡眠时间(total sleep time, TST)的改善更加明显[1,2,5]。

既然失眠的认知行为治疗是经过严格验证的治疗方法,则应该制定一本可操作性治疗手册以提供准确的指导。本手册就是为了适应这一需要而编制,同时具有以下作用:

- 给其他领域的医师和开始学习的医学生提供经过验证的失眠的认知行为治疗方法。
- 给睡眠行为医学的医师提供可以用来提升和(或)扩展自己失眠的认知行为治疗技巧的信息。
- 向临床从业者推广标准化的治疗方法。

对于将来的第一批“最终用户”,我们强烈建议最好采用师-徒模式来训练,因此建议导师应用经验来充实这本手册中展示的技术。对于临床睡眠医学项目的受训者来说,很容易建立师生关系。对于社区医师来说,建立师生关系有一定困难,但可以通过同辈督导和(或)向睡眠行为医学专家电话咨询来解决。

这本手册包含以下7个章节:

◎ 失眠的定义

◎ 失眠的认知行为治疗的概念框架

◎ 治疗的组成

◎ 失眠的认知行为治疗的逐次晤谈

◎ 关于患者疑问和挑战的失眠的认知行为治疗的对话案例

◎ 案例举例:失眠的认知行为治疗的评估和资格、案例文档

◎ 附录

前两章的目的看题目就很清楚,后五章的还需要解释。治疗手段一章回顾了主要的治疗形式,包括哪些患者适合失眠的认知行为治疗,如何根据医师的资

质进行推荐，对理想临床设置的讨论和建议使用有用的图示方法。逐次访谈一章描述了每次晤谈的任务和目标，并提供一些背景信息和列举了一些能呈现治疗过程的对话实例。对话不是给医师作为背诵用的脚本，而只是一些用来具体说明治疗是如何进行的例子。对话展开部分一章提供了一系列患者容易提出的问题和解答范例。实际案例一章为我们提供了患者是否适用失眠的认知行为治疗方法的判定规则，这一章有一个逐次晤谈实例的记录，显示患者完成治疗的全过程，并附治疗图示，以及给基层医师的一封总结信。附录一章提供了一些可能有用的工具（如筛查问卷、睡眠日记和图示的范例等）。

这本手册的组织原则是“谁适合失眠的认知行为治疗？”和“我们需要了解哪些内容才能建立一个能够得到充分验证、从数据出发、依数据处理的睡眠行为医学机构？”关于“谁适合”这个问题，本手册使用的方法不是依据诊断而是依据临床表现，我们会通过一种运算的方法来判断患者是否适合失眠的认知行为治疗。也就是说，不是根据符合哪个诊断标准，而是根据使症状存在的因素来判断患者是否适合失眠的认知行为治疗。这并不是意味着与诊断无关。诊断过程可以使医师确定哪些因素与疾病相关、疾病是否需要失眠的认知行为治疗以外的治疗方法或失眠的认知行为治疗是否禁忌使用。

最后需要说明，本手册只限于提供失眠的认知行为治疗。要想更广泛地了解睡眠医学和睡眠行为医学，读者可以参考以下几本书：

1.《睡眠医学的原理和实践》第4版（*Principles & Practice of Sleep Medicine*）, Eds. Kryger, Roth & Dement.W.B. Saunders Co. Philadelphia. 2005;

2.《睡眠障碍》第2版（*Sleep Disorders Medicine*）, Chokroverty. Butterworth-Heinemann. Boston, 1999;

3.《睡眠障碍的治疗：睡眠行为医学的原理和实践》（*Treating Sleep Disorders: The Principles & Practice of Behavioral Sleep Medicine*）, Eds. Perlis & Lichstein Wiley & Sons. 2003;

4.《失眠症：临床评估和治疗指南》（*Insomnia: A Clinician's Guide to Assessment and Treatment*）, Eds. Morin & Espie. Plenum Pub Corp. 2003。

Michael L. Perlis，博士

Carla Jungquist，家庭护士

Michael T. Smith，博士

Donn Posner，博士

致 谢

在编写本书的过程中，我们有幸能够检索到那些活跃在睡眠行为医学这个新生学科的研究者的成果，特对以下人员表示感谢，感谢他们付出的时间和与我们分享的观点。

Richard Bootzin，亚利桑那大学

Daniel Buysse，匹兹堡大学

Jack Edinger，杜克大学

Ken Lichstein，亚拉巴马大学

Art Spielman，纽约城市学院

Edward Stepanski，罗许长老教会圣路加医学中心

Colin Espie，格拉斯哥大学

Charles Morin，拉瓦尔大学

Celyne Bastien，拉瓦尔大学

Allison Harvey，加州大学伯克利分校

Sara Matteson，罗彻斯特大学睡眠与神经生理研究实验室

Wilfred R. Pigeon，罗彻斯特大学睡眠与神经生理研究实验室

Michael L. Perlis，博士

Carla Jungquist，家庭护士

Michael T. Smith，博士

Donn Posner，博士

作者简介

Michael L. Perlis，博士

Perlis博士是罗彻斯特大学医学中心精神科和神经科学项目的副教授，也是罗彻斯特大学睡眠研究实验室和睡眠行为医学部的主任。他是睡眠行为医学领域的临床专家。他的研究兴趣包括精神障碍的睡眠、失眠症的神经认知心理现象、失眠的认知行为治疗和镇静催眠药的作用机制、失眠症替代治疗方式的发展。他是睡眠行为医学领域第一本教科书的高级编辑，也是睡眠行为医学杂志的编委，同时还是美国睡眠医学协会睡眠行为医学的创办人。

Carla Jungquist，家庭护士

Jungquist女士是一名专门从事疼痛和睡眠方面的家庭护理医师，是罗彻斯特大学睡眠行为医学部临床医师，也是罗彻斯特大学睡眠研究实验室的医学顾问，是国立卫生研究院资助的研究——评价用于失眠症的认知行为治疗在慢性疼痛患者中的疗效——的主要合作研究者。她还是疼痛管理护理协会的董事会成员，是罗彻斯特大学护理学院的博士研究生。

Michael T. Smith，博士

Smith博士是约翰·霍普金斯大学医学院行为科学和精神病学的助理教授。是一名执业临床心理治疗师，在睡眠行为医学方面得到了美国睡眠医学协会的认证。Smith博士在约翰·霍普金斯行为医学研究室和诊所进行临床研究和实践。他的研究方向主要是失眠和睡眠剥夺的神经行为病因和结果，尤其是发生于慢性疼痛情况下的失眠。

Donn Posner，博士

Posner博士是布朗医学院人类行为学和精神病学助理教授。他也是罗德岛州Lifespan医院睡眠障碍中心睡眠行为医学项目主任。16年来他致力于研究睡眠障碍的治疗，其中11年作为布朗临床心理学实习生睡眠行为医学轮转计划的主要督导师和指导者。他也是美国睡眠医学协会会员，最近成为该协会认证的第一批睡眠行为医学专家。

目 录

专题对话

第1章　失眠的定义

20世纪80年代早期,睡眠医学刚刚开始发展,非常普遍的说法是“失眠是一个症状,而不是一种疾病”。这种观点可能是因为人们相信多导睡眠监测(polysomnographic, PSG)的研究可以揭示所有的病理机制,如引起失眠及所伴随的乏力和嗜睡症状的机制。经过20多年睡眠研究和睡眠医学的发展后,我们发现一个有趣的事实,“所有陈旧的事物再次变新”,即失眠症再次被认为是疾病分类学中一个明确的疾病。下面将介绍三个主要的关于失眠的定义,以及关于其慢性化、发生频率和严重程度的讨论。介绍这些知识是为了使读者对失眠的定义有明确的了解,能知道诊断失眠症时会碰到的一些困难。

三个最常见的失眠的定义

失眠

世界卫生组织定义失眠为一周内至少有三个晚上出现入睡困难和(或)难以维持睡眠,或者有无法恢复精力的睡眠引起的不适,伴随白天的苦恼或影响社会功能[6]。

原发性失眠

原发性失眠是美国精神病学协会诊断标准(DSM-IV)采用的术语[7],用于区分失眠是独立的疾病诊断还是潜在的躯体疾病和(或)精神障碍的症状之一。美国精神病学协会规定原发性失眠的病程是1个月,突出的主诉为入睡困难、维持睡眠困难或睡眠质量差。无论是哪种情况,都必须存在明显的苦恼和白天社会功能的损害,并且不是其他躯体疾病、精神障碍或睡眠障碍的结果。

心理生理性失眠

根据美国睡眠医学协会分类系统(国际睡眠障碍分类系统-修正版,ICSD-R)[8],原发性失眠归类为“心理生理性失眠”。国际睡眠障碍分类系统-修正版的定义将疾病与病因学基础联系地更直接。用这个术语描述该疾病的优点是体现出失眠是如何被激发和维持的。心理生理性失眠是指由躯体化紧张和习得性阻睡联想导致的以失眠和觉醒状态下的功能受损为主诉的一种精神障碍[8]。躯体化紧张不仅仅指患者的主观感受，也包括准备入睡时客观测量到的过度的躯体唤醒。躯体唤醒是以外周神经系统活动为特征，常见表现有肌肉紧张度增加、心率增快、出汗等。习得性阻睡联想是一种入睡前唤醒的形式，一般限于出现在卧室。入睡前唤醒常见的指标有入睡前侵入性认知、思维奔逸、思维反刍。

有趣的是，上述分类系统都没有正式地提到临床上以往用早段、中段、末段失眠来描述失眠的方法。早段失眠也称为睡眠起始障碍，是指入睡困难。中段失眠也称为睡眠维持性障碍，是指睡眠中存在频繁的和延长的觉醒。末段失眠也称为早醒，是指比期望的时间更早醒来，且不能再入睡。现代观点中不再使用上述术语并不意味着临床工作者不使用它们来描述失眠。

疾病特点（病程和严重程度）

除了用明确的定义描述这个疾病外，还需要描述疾病的病程和严重程度。一般来说，病程以急性还是慢性来描述，严重程度往往仅根据主诉的频率来描述。

疾病病程

一般将持续时间少于1个月的失眠视为“急性失眠”，常与明确的诱发因素有关，如应激、急性疼痛或药物滥用。症状持续1个月以上不缓解即视为慢性失眠，若持续半年及以上则更为典型。请注意这种区分的临界值是相对随意的，是根据传统医学对短期和长期病程的定义来区分的。目前，还没有使用风险模型来评估失眠自然病程的研究。因此，当疾病存在严重性、持久性和“自身延续性”（为了更好地表达）时，没有更好的术语来明确定义其为慢性。

区分急性和慢性失眠的一个临床线索是患者描述主诉的方式。当患者不再将失眠与促发因素因果联系在一起，而是指出他们的失眠问题“成为了自己生活的一部分”时，这种变化可能成为区分急性和慢性障碍的分界点，也提示何时应该使用认知行为治疗。

疾病的严重性

一般来说，严重性是根据症状的频率和强度来确定的。这两个方面都与失眠有关，尽管如上所述，但在进行相应诊断时仅仅考虑症状的频率。

频率

现在没有固定的标准来确定症状的频繁程度。大部分临床研究者认为患者每周必须要至少三个晚上有失眠问题。这个分界值更多地意味着在研究中达到这个频率的情况下疾病发生的风险会增高，而并非说少于每周三个晚上的失眠情况是“正常”的。

更重要的问题是，根据症状的频率确定失眠的严重程度默认了两点：①失眠症状一般不会是每晚都发生的；②症状越频繁，疾病越严重。第二点似乎有重复表达，对于所有疾病来说，患者如何看待失眠尤为重要。如果失眠是偶发的，那么症状可能与那些导致原发性失眠的因素关系不大，而与社会、环境和生物周期变化这些因素关系更密切。因此，这些不太严重（发生频率少）的失眠症不是传统的失眠的认知行为治疗的适应证，但可以通过确定导致失眠间断出现的因素和提供针对这些特定因素的治疗手段来更好地治疗这类疾病。

强度

在这个领域，没有一个关于“严重性”是由哪些部分构成的正式诊断标准。大部分临床研究者认为至少30分钟才能入睡或醒后超过30分钟不能再入睡是区分正常与异常睡眠的分界点。然而，Lichstein和他的同事最近的研究提示这个标准最好是“大于30分钟”，因为人群研究结果表明，这个标准与失眠的发生率关联更好[9]。尽管这个研究结果是学术上的区分，但它指出了在我们的生活中，哪些是正常或可接受的睡眠，哪些是异常的睡眠。而且，较低的“严重”的标准（例如30分钟）也能提醒我们在缺少被广泛接受的睡眠障碍标准时，要考虑主观感受。例如，一个患者主诉有睡眠问题，但是很肯定地声称要15分钟才能入睡。尽管这种病例不多，但这类不符合诊断标准的病例提示临床工作者应该采用其他的干预措施而不是失眠的认知行为治疗。

对于多长时间的睡眠才算“正常”，很多研究者不愿意用一个固定的数值来回答。其中一些人倾向于给“什么是过少的睡眠”下定义，大部分人同意每晚睡6或6.5个小时为临界值。研究者不愿意设定一个总的睡眠时间的部分原因是因为要准确地规定一个区分正常和异常的时间有困难。根据一个单一数值来确定何为病态会因为年龄、既往睡眠情况和个体基础睡眠需求水平等因素而显得混淆不清。没有规定总的睡眠时间临界值的另一个原因可能是有时即使没有睡眠时间的减少，也存在深度睡眠起始或维持的问题。例如，通常需要2小时才能入睡的患者，入睡后睡眠时间延长2小时或更多，可能没有经历睡眠时间减少。无论用任何标准衡量，其总体睡眠时间都是正常的。

这点区别是很关键的，因为通常认为失眠是睡眠剥夺的同义语，而正是睡眠缺乏导致了白天的后遗症。然而，很肯定的一点是白天的症状可以用慢性睡眠缺乏来解释,并不仅仅是由于缺乏睡眠引起的,也可能与睡眠持续障碍*有关。相反的,失眠患者睡眠的质量对患者的认知、躯体主诉和日间的疲劳有很大的影响。例如,失眠患者的确表现出睡眠微结构障碍,诸如在非快动眼睡眠时相高频脑电活动增加[10-14],这种脑电活动与睡眠持续性和睡眠结构参数无关,与患者关于睡眠质量和数量的感觉有关[10,15-16]。

目前定义的共性和问题

上述几个定义有一定程度的共性,都是根据“是什么”和“不是什么”来描述的。它们的共同点是:①失眠是一种主观体验;②患者必须汇报有日间的功能损害;③没有特定的标准来评定什么样的清醒程度是病态的(在期望的睡眠发生前或整晚睡眠期间);④没有标准来判断总的睡眠时间少到什么程度才是异常的。后两个问题在前面已经讨论过了。前两个问题还需要进一步讨论。

失眠是一种主观体验

把失眠看作是主观体验而不需要客观的症状和体征来证实的观点既有利也有弊。主观标准的优点是意识到了患者对病痛或疾病的体验是最重要的。也就是说,患者是求医、遵循治疗或终止治疗,最终都是基于他们对自身健康的认知。主观标准的缺点是,如果单独使用这种方法时,可能不会全面考虑到患者状况或疾病总体的特点。

失眠和白天的社会功能损害

将白天的主诉作为诊断标准的原因是如果没有这些主诉,可能将“短睡眠”现象误诊为失眠症[被临床工作者和(或)患者]。失眠症中常见的主诉有疲劳、易激惹、注意障碍及注意维持障碍,以及与不能入睡和(或)不能维持睡眠直接相关的病痛。

最后,两个临床诊断分类系统(美国精神病学协会诊断标准和世界卫生组织定义)都将无恢复性睡眠归为失眠症,即使没有睡眠起始或维持问题。可能的理论基础是浅的无恢复性睡眠“不是高质量的睡眠”,所以“不是睡眠”,也符合失眠的含义。然而,这似乎也是个学术性的问题,这种考虑极大地削弱了失眠症与其他内因性睡眠障碍诊断鉴别的界限。例如,睡眠呼吸暂停综合征和周期

* 睡眠持续障碍:是指睡眠起始的速度和睡眠巩固的深度。有5个指标来确定睡眠的持续性,分别是睡眠潜伏期、夜间觉醒频率(Frequency of Nocturnal Awakenings,FNA)、入睡后觉醒时间、总睡眠时间和睡眠效率(Sleep Efficiency,SE%)。详细的定义参看词汇表。

性腿动障碍的患者一般都没有睡眠起始或维持障碍。实际上，他们主要的主诉就是白天过度嗜睡和无恢复性睡眠。将没有睡眠起始或维持问题的无恢复性睡眠障碍归为失眠症使得这些疾病诊断的区别变得模糊不清。

总结

很幸运，现在有几个疾病分类系统认可失眠症是个独立的、原发的疾病。不同的分类系统通过描述主诉及诱发疾病和使疾病持续的因素，为我们提供了必需的要点来区分失眠的类型。从明确概念角度来说，学者和科学家仍需要制定标准化的定义界定失眠症的诊断标准。尽管这点对于临床实践（总体上）和失眠的认知行为治疗使用的决策（个体化）不是必需的，但是当疾病本身能被"纯粹化学性"的形式评估时，一个正式而完整的定义能让临床研究者开展更多的研究。

第2章　失眠的认知行为治疗的概念框架

虽然几乎所有人提到失眠的非药物治疗都是指“失眠的认知行为治疗”，但主导治疗的观点和原则是行为治疗（实际上其本身就是最基本的治疗）。

1987年，Spielman等最早提出的失眠的行为模式是目前关于慢性失眠最明确的而且被广泛引用的病因学理论。它涵盖面广，为失眠的解释、预测和管理提供了强有力的观点[17]。行为模式的要点是素质–应激理论，并将行为因素考虑在内，包括将急性失眠如何进展成为慢性失眠概念化和治疗中应把哪些因素考虑作为治疗的目标。关于该模式的示意图见图2.1。

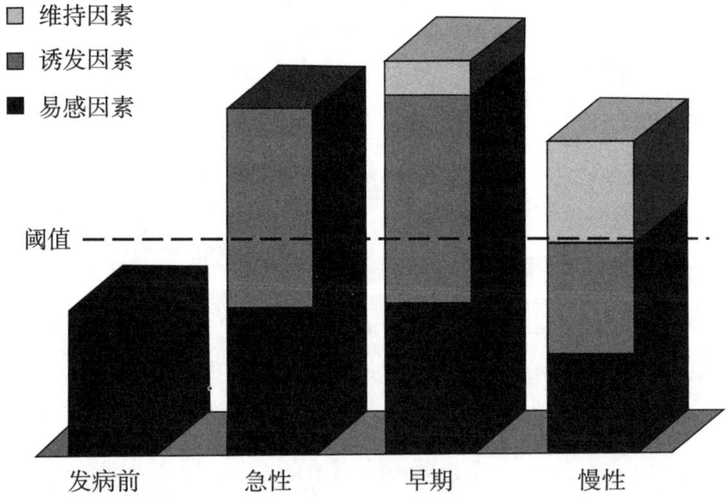

图2.1　失眠的自然病程（三因素模式，Spielman，1987）

简而言之，三因素的素质–应激模式假定急性失眠的发生与易感因素、诱发因素和使疾病转变为慢性的非适应性应付行为（维持因素）相关。即某些个性特征的人具有失眠易患性，他们在诱发因素的作用下出现急性失眠，并由于某些行为因素使疾病转成慢性。但有趣的是，患者往往会把失眠精确地描述成为类似下面的文字。

对话#1：患者对失眠的描述

患者：3个月前，我为了准备面试开始失眠。我一直是个爱操心的人，总是很敏感，那次面试真让我筋疲力尽了！可我不明白的是，我已经得到那份工作了，而且一切进展得都很顺利，可我为什么还是睡不着呢？好像失眠已经成为生活的一部分了。

易感因素囊括了所有的生物、心理和社会因素。生物学因素包括高度觉醒/高度反应和（或）先天性睡眠生成系统功能低下。心理因素包括忧虑或过度思考的倾向。社会因素，在理论上很少受重视，包括与床伴的睡眠时间表不同步或由于社会/工作压力导致的不良睡眠时间表。

诱发因素是突然出现的事件，与患者本身的易感因素相互作用，导致短暂性睡眠起始和（或）维持问题。与易感因素一样，急性失眠的诱发因素也包括生物、心理和社会因素。生物学因素包括躯体疾病和损伤，这些因素可以直接或间接导致失眠。心理因素包括急性应激反应和（或）精神疾病。社会因素指患者社会环境的改变，使其原先的睡眠规律突然改变或中断（如晚上照顾婴儿）。

维持因素指个体为了应付短暂性失眠，获得更多的睡眠而采用的各种不良应对策略。研究和治疗主要集中于以下两点：在床时间过多和卧室中与睡眠无关的行为增多。Spielman的三因素模式侧重于前者：在床时间过多，即失眠患者会提前上床、推迟起床时间和（或）打盹。失眠患者为了增加睡眠而进行上述行为，但是这些行为反而引起睡眠机会和睡眠能力的不相符。患者在自己安排的睡眠时段里保持清醒的时间越长，这种不相符的情况就越严重。

第二种适应不良对策未正式包括在Spielman模式中，但也是一种维持因素（卧室中与睡眠无关的行为增多）。目前认为它导致了刺激失效（如果床/卧室这一刺激与很多的行为有关，那么床/卧室与睡眠之间的单一反应产生的可能性就会减少）。这一概念是Bootzin失眠刺激控制理论的中心思想[18]。

行为模式的优势是它具有明确的治疗指导意义，如果慢性失眠的产生与维持因素有关，行为治疗的重点就是消除这些使得疾病持续的不良适应性行为。也就是说，行为治疗主要是控制患者待在床上的时间（使睡眠机会与睡眠能力相符）和阻止卧室中与睡眠无关的行为的发生，这就是睡眠限制疗法[19]和刺激控制疗法的精髓[18]。

最后，有意思的是，虽然行为治疗考虑到条件性觉醒的概念，但Spielman模式和Bootzin失眠刺激控制理论都没有包括这一概念。在我们看来，两种理论都只强调了行为方式中的有利的方面，强调使失眠延续的行为。就睡眠限制来讲，是因为延长待在床上的时间的行为使睡眠机会和睡眠能力不相符。对于刺激控制，是因为那些与睡眠无关的行为削弱了睡眠相关暗示与睡眠之间的联系。这两种治疗在最初的理论框架中都没有直接指出：在床上保持觉醒状态形成了一种经典条件反射。慢性失眠时，睡眠相关暗示与觉醒状态和（或）唤醒反复同时出现，导致睡眠相关暗示可直接引起唤醒反应，在不伴有（或伴有）其他慢性失眠持续因素时均起作用。

条件性觉醒可能是慢性失眠的最常见因素或机制，换而言之，睡眠机会和睡眠能力的不相符与弱的刺激控制都能使失眠持续，但是它们往往是偶然发生的。假如出现适应不良行为，可导致失眠；假如适应不良行为被修正或阻断，失眠也不复存在。然而，如果偶然条件被延续，则有可能形成经典条件反射：条件性觉醒。这一因素可使失眠非偶然出现而持续存在，并表现出疾病本身的持续性特点。只有考虑到经典条件反射可能也参与了慢性失眠的形成，我们才能理解从治疗结果中得出的两个最可靠的结论：首先，失眠的认知行为治疗确实能减轻失眠急性治疗期50%的症状*[3,4]。假如传统的行为因素是导致慢性失眠的唯一原因，就会有人质疑为什么治疗的效果不完全？其次，坚持失眠的认知行为治疗的患者在12个月的随访期内持续好转[3,5]。如果传统的行为因素是导致慢性失眠的唯一原因，就会有人质疑为什么在急性治疗期后患者仍获得持续好转？如果把条件性觉醒考虑在内，那么这些治疗效果可能是由条件性觉醒随时间推移消减而导致的（如睡眠相关暗示与睡眠的重复同时出现可消除条件性觉醒）。因此我们推论，经典条件反射或条件性觉醒是慢性失眠的病因，应该包括在行为治疗的范围内。图2.2展示了包含这一附加成分的四因素模式。

请注意，虽然图2.2展示的模式似乎是合理的，而且与行为治疗相符，但仍有很多不同的解释。下列情况中患者也可获得部分缓解：

（1）运用恰当的维持策略，患者能够更好地坚持。

（2）随着症状的减少或减轻，患者的担心也减少。

（3）患者的神经激素或大脑功能变化使缓解持续等。

---

* 平均50%疗效指治疗前后与患者主诉相关症状的改善：“睡不着觉”（睡眠潜伏期有43%的改善）和“无法维持睡眠”（睡着后醒来有55%的改善）。

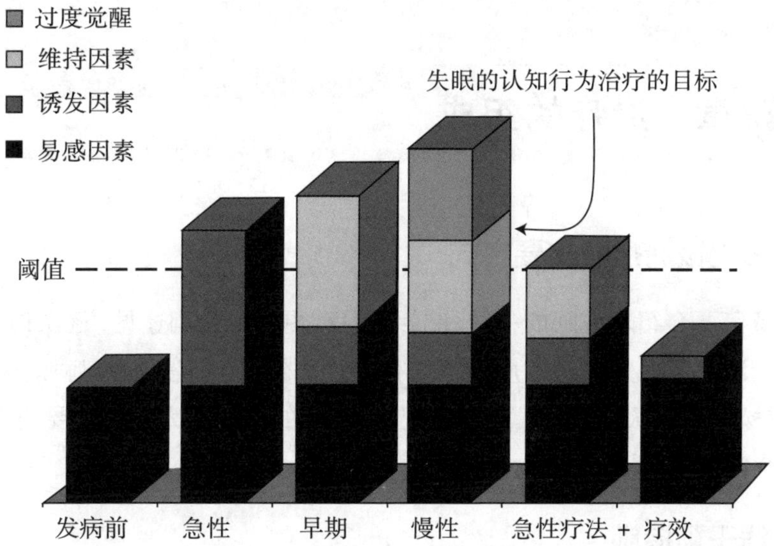

图2.2　随时间变化的失眠的性质(四因素模式)。从图2.1来看,传统的Spielman模式并未包括在治疗中产生的作用,该模式通常以“慢性期”为终点。这里加入了“急性疗法”和“+疗效”,使读者了解到:①失眠的认知行为治疗消除了维持因素,产生了50%的疗效;②后续疗效的出现应归功于过度觉醒的对抗性条件反射(Spielman,1987)

第3章　治疗的组成

什么是该治疗的主要方式

本章简要介绍对失眠的一线和二线治疗，更详尽的阐述见“逐次访谈”的具体内容。治疗慢性失眠最常用的认知行为疗法包括：刺激控制、睡眠限制、睡眠卫生、放松训练和认知疗法。通常情况下，失眠的认知行为治疗需要使用上述三个或三个以上方式。

一线干预措施

何谓“一线”干预，是一个有争议的问题[21,22]。大部分临床实践和临床试验都拟定采用多元的方式来治疗。这些方式常包括刺激控制和（或）睡眠限制疗法与睡眠卫生知识指导。

刺激控制疗法（stimulus control therapy，SCT）

这一治疗模式被推荐用于睡眠起始和维持障碍[18,23]。美国睡眠医学会认为刺激控制疗法是治疗慢性失眠的一线行为干预措施[21]。这是因为该干预方式作为单一疗法已被广泛验证，并有可靠的临床效果。

刺激控制指南限制了清醒时躺在床上的时间和待在卧室或床上的行为，这些限制是为了加强床/卧室/就寝时间与快速而稳定的睡眠之间的联系。典型的指令包括：①当感觉到困倦时才躺上床；②除了睡眠和性活动外不要在卧室进行其他活动；③醒来的时间超过15分钟时离开卧室；④再次有睡意时才能回到卧室。第3条和第4条按需要可重复进行。最后，不论睡眠量多少，在一周七天内保持一个固定的起床时间。一些医师为了防止患者的“看时钟”行为，鼓励患者当感到睡醒或者体验到睡不着的烦恼和困扰时就立刻离开卧室。

20世纪70年代初，Bootzin及同事创造出这种干预方式，该干预作为行为学原理直接应用于失眠问题[18]。作为一个概念（相对于治疗方式而言），刺激控制理论与以下观点有关：根据条件反射史，一个刺激可以诱发出多个反应。在一个简单的条件反射过程中，与一个单一反应配对的刺激很可能只产生一个反应。

而在一个复杂的条件反射过程中，一个与多个不同反应配对的刺激很少只产生一个反应。这个机制也适用于失眠的问题，与睡眠有关的线索（床、卧室、就寝时间等）过于频繁地与睡眠以外的反应相配对，产生的结果就是，为了应付失眠，患者花太多的时间在床/卧室保持清醒及睡眠以外的其他活动上。

患者的这些应对方式似乎是合理的和相当成功的。之所以说是相当成功的，在于这些应对策略从表面看获得了“一些时间”。而说是合理的是因为“醒后躺在床上”会让患者有机会获得更多的睡眠，至少借此能休息一下。在卧室里“做睡眠以外的事”会让患者“靠近床”从而有机会进入睡眠状态，并有利于转移因患者“试图进入睡眠”或者“担心失眠后第二天的后果”所产生的偏执的认知或者躯体焦虑。从刺激控制理论角度来看，这些做法（不断高度强化后）将会引起刺激的“失效”，从而导致刺激引起困倦和睡眠的可能性被降低。

这个观点的治疗意义是失眠可以通过控制刺激与反应配对出现而得到治疗。这样床、卧室和就寝时间就能与困倦和睡觉反应重新联系起来。重新联系建立了一个新的条件反射作用过程。除了两个配对（床和睡觉、床和性）之外，去除其他所有配对后，新的条件反射作用过程开始起效。刺激控制指令允许建立新的条件反射，但需要确保患者不是醒着躺在床上拖延时间和在卧室里做除睡眠以外的事。通过让患者晚上醒来后离开卧室，有睡意后再回到卧室来达到调控的目的。该疗法的这一方面基于有帮助的条件原则。患者采取了自愿行为（起床并离开卧室），并且这一行为可能被许多因素强化，包括重新上床并快速入睡。

这种刺激控制的做法也可能通过经典的条件反射和非行为方式的无意识的操控来改善睡眠。对于经典的条件反射作用而言，床/卧室/就寝时间与睡眠这种生理状态的反复配对可能互相作用，即与睡眠相关的刺激引起困倦和睡意是因为睡眠相关的刺激与睡眠的生理/中枢神经系统状态反复配对。对于非行为的无意识操控而言，刺激控制的实施可能影响到睡眠的自我平衡规律*和昼夜节律†。

睡醒时离开卧室可能对睡眠的平衡状态产生影响。刺激控制实施后，患者可能比躺在床上时失去更多睡眠。这种睡眠缺失的情况与睡眠限制类似，增加了睡意，加强了引起睡眠的标志性刺激和睡眠的联系。调节人的睡眠时间表可

* 睡眠的自我平衡规律是指在觉醒状态延长的基础上增加进入睡眠的内在动力。

† 睡眠的昼夜节律是指一种神经生化机制，是调整一天24小时生化或行为现象的生物钟。

能会对患者的昼夜节律系统产生影响。也就是说，当练习睡眠控制时，可能会使首选睡眠期与睡眠生理状态更一致，这种一致直接促进了良好的睡眠，并加强了良好的昼夜节律。

刺激控制疗法对一般人群来说都具有良好的耐受性，但对躁狂症、癫痫、异态睡眠症和伴有跌倒风险的患者应慎重运用。对于这些高风险的躁狂、癫痫和睡眠不足的患者，此疗法可能会诱发躁狂或者降低癫痫发作的阈值。对于异态睡眠症，刺激控制疗法可能会加深睡眠从而增加部分觉醒现象的可能性，如夜惊、梦游和梦呓。

睡眠限制疗法(sleep restriction therapy，SRT)

这种治疗方式主要用于存在睡眠起始和维持障碍的患者。睡眠限制疗法作为单一疗法不像刺激控制疗法那样已获得大量的疗效验证，因此美国睡眠医学会建议这种干预是“可选”的。这样的建议与睡眠医学会使用萨克特算法进行“经验验证”评估的结果一致[21]，大多数睡眠行为医学家认为这种干预方式是失眠的认知行为治疗的构成部分；30%~50%的研究用于评估失眠的认知行为治疗的临床疗效，在治疗方案里包括睡眠限制疗法[20]。最近有两项临床试验[3,5](这是迄今为止，最大型和最严格的临床试验)也包含了睡眠限制疗法。因此，尽管这种干预的独立作用没能得到更好的验证，但很明确的是，睡眠限制疗法是失眠的认知行为治疗的必要组成部分。

睡眠限制疗法需要患者将在床时间(time in bed，TIB)限制至他们的平均总睡眠时间。为达到这一目的，临床工作者帮助患者制定一个固定的觉醒时间；通过减少在床时间至平均总睡眠时间来降低睡眠可能。平均总睡眠时间通过测量每日基本的睡眠时间获得。治疗标准中建议限制时间应不能少于4.5小时。

一旦在床时间确定下来，患者晚上的就寝时间会被推迟，这样能使在床时间和平均总睡眠时间保持相同。最初，这一干预会导致轻到中度睡眠不足。这种睡眠剥夺(部分剥夺睡眠)的控制方式通常产生睡眠潜伏期和睡着后觉醒时间的减少。因此，虽然患者在急性期治疗中睡眠时间少，但是他们的睡眠却更为稳定(即患者入睡更快，并且更长时间停留在睡眠期)。随着睡眠效率的提高，指导患者逐步增加在床时间。假定睡眠日记显示的前一周内患者的睡眠是有效的[90%或更多的在床时间处于睡眠状态(总睡眠时间/在床时间)]，每次增加15分钟。干预的图解参见图3.1。关于睡眠效率的计算方法的详细解释请参见附录1。

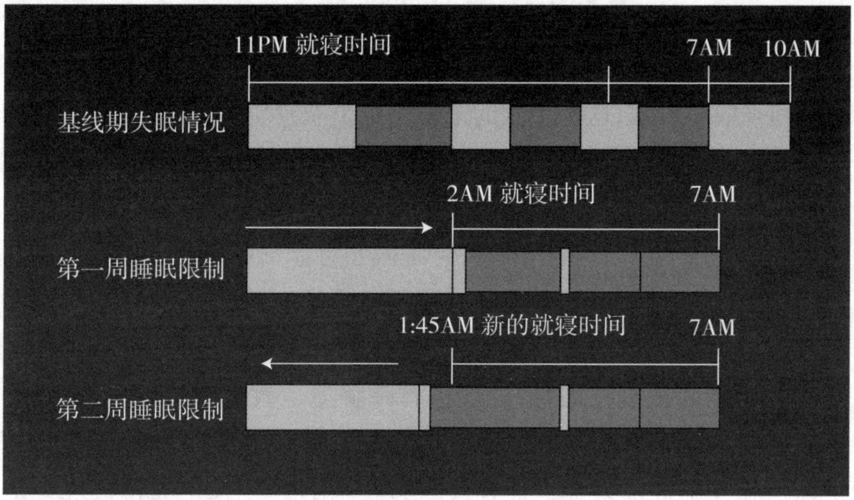

图3.1　睡眠限制

有三点值得进一步探讨：

第一，在床时间是由延迟患者的睡眠期（延迟就寝时间）来控制。同时再保持一个固定的觉醒时间，这样就会产生睡眠限制。这一过程是合理的。然而，通过患者在较早时间的觉醒（阶段性递进觉醒时间）可以改变在床时间。而由于固定“觉醒时间”比较早，因此不常采用这种方法。

- 不利于延迟睡眠阶段的“治疗”效果，才能带来最适宜的睡眠时间。这是指，为了获得更多的睡眠，许多患者尽可能早地开始休息。这一策略的效果之一是将患者的睡眠期从生理迫切（昼夜倾向）最强的时间窗中移出来。
- 可能会强化早醒的倾向。
- 削弱“睡觉”与“就寝时间/卧室/床”的关联机会。

第二，根据睡眠限制治疗不同的方法学层面，临床上分为几种运用方法。最初的提法是只有当患者有一周时间有90%的有效睡眠时，可以允许患者的在床时间增加15分钟。85%~90%的有效睡眠不能增加时间，低于85%有效睡眠者应将在床时间减少15分钟。但也可能出现一些出入，例如高限的临界值可设置为85%；递增和递减量可以多于或少于15分钟；或调整周期可以是长于或短于一周。上述变化并未进行系统的研究。考虑到本手册的目的，故采用了标准方法。

第三，值得提出的是，睡眠限制疗法有看似矛盾的方面。一方面患者汇报“没有得到足够的睡眠”，实质是被告知“睡得再少一些”；另一个自相矛盾的地方发生在治疗过程中，患者发现很难保持觉醒状态直到规定的时间。对提出睡眠起始困难的患者而言，即使不是自相矛盾，也稍稍有点滑稽。

有两点理由支持睡眠限制疗法是有效的。第一，它可以防止患者通过延长睡着的时间来应对失眠，这种代偿的策略增加了获得更多睡眠的机会，但其产生的睡眠形式是浅和片段的。第二，睡眠限制疗法伴随初始睡眠的不足也被认为增加了睡眠的稳态性，这反过来又缩短了睡眠潜伏期，减少入睡后醒来和产生更高的睡眠效率。最后，应该指出的是，睡眠限制可能禁用于有躁狂病史、癫痫、异态睡眠症、阻塞性睡眠呼吸暂停症和有跌倒风险的患者。

睡眠卫生教育

对于入睡及睡眠维持困难，建议进行睡眠卫生教育，同时进行睡眠限制治疗和刺激控制治疗。睡眠卫生教育还有可能成为一种增加总睡眠时间的方式。这种干预措施并不被认为是一种有效的"单一治疗"[21]，但通常被视为是失眠的认知行为治疗的组成部分。正如人们所想，睡眠卫生教育是心理教育的一种。治疗通常包括为患者提供手册、和他们一起学习条目和原理。标准的睡眠卫生教育指南可见表3.1。

表3.1　睡眠卫生教育指南

1. 你只需睡到能第二天恢复精力即可
限制在床时间能帮助整合和加深睡眠。在床上花费过多时间，会导致片段睡眠和浅睡眠。不管你睡了多久，第二天规律的起床
2. 每天同一时刻起床，1周7天全是如此
早晨同一时间起床会带来同一时刻就寝，能帮助建立"生物钟"
3. 规律锻炼
制定锻炼时刻表，不要在睡前3小时进行体育锻炼。锻炼帮助减轻入睡困难并加深睡眠
4. 确保你的卧室很舒适而且不受光线和声音的干扰
舒适、安静的睡眠环境能帮助减少夜间觉醒的可能性。不把人吵醒的噪声也有可能影响睡眠质量。铺上地毯、拉上窗帘及关上门可能会有所帮助
5. 确保你的卧室夜间的温度适宜
睡眠环境过冷或过热可能会影响睡眠
6. 规律进餐，且不要空腹上床
饥饿可能会影响睡眠。睡前进食少量零食（尤其是碳水化合物类）能帮助入睡，但避免过于油腻或难消化的食物
7. 夜间避免过度应用饮料
为了避免夜间尿频而起床上厕所，避免就寝前喝太多饮料
8. 减少所有咖啡类产品的摄入
咖啡因类饮料和食物（咖啡、茶、可乐、巧克力）会引起入睡困难、夜间觉醒及浅睡眠。即使是早些使用咖啡因也会影响夜间睡眠

续表

9. 避免饮酒，尤其在夜间 尽管饮酒能帮助紧张的人更容易入睡，但之后会引起夜间觉醒
10. 吸烟可能影响睡眠 尼古丁是一种兴奋剂。当有睡眠障碍时，尽量不要于夜间抽烟
11. 别把问题带到床上 晚上要早些时间解决自己的问题或制定第二天的计划。烦恼会干扰入睡，并导致浅睡眠
12. 不要试图入睡 这样只能将问题变得更糟。相反，打开灯，离开卧室，并做一些不同的事情如读书。不要做兴奋性活动。只有当你感到困倦时再上床
13. 把闹钟放到床下或转移它，不要看到它 反复看时间会引起挫败感、愤怒和担心，这些情绪会干扰睡眠
14. 避免白天打盹 白天保持清醒状态有助于夜间睡眠

睡眠卫生被认为是一些可能影响睡眠质量和长度的行为。然而，当它作为综合方案的一部分被使用时，人们可能会认识到它的效用。与其他治疗方法联合应用时，睡眠卫生教育指南的有效性可能与多种描述的绝对真实性有关或无关。相反，这种干预的价值可能在于这些描述是如何调整以适应个案，使患者增加对于睡眠的了解，通过强化联合治疗来增加患者依从性。

二线干预措施（辅助疗法和替代的实验性干预措施）

下文描述的疗法普遍不被视为一线治疗，而且也不被包含在多元治疗中。这些治疗之所以被归为“二线治疗”，是因为它们在一些情况下作为单一治疗未被发现有效；但是在另外一些情况中，则可能作为单一治疗，但是还没有得到充分的经验性数据证实。这里总结了一些二线疗法，以便临床医师可根据需要采纳。这些疗法作为辅助疗法可以在治疗的后半段得到使用，以支持不完全的治疗效果和处理依然发挥作用的易感因素和维持因素。

辅助/附属疗法

认知治疗

对于那些过分关注失眠的潜在影响的患者，或抱怨无用的意念和担忧突然闯入脑中的患者，这类的干预最适合。已开发出了若干针对失眠的认知治疗方式。一些有说教重点[24]，一些采用矛盾论的理念[25]，一些运用“分散注意力和意象"的方法[26],还有一些应用认知重建等方法[27]。尽管治疗师们采用的方法有所不同,但都立足于经观察发现失眠症患者对于自身的状况和预后有着大量负性的想法和信念。帮助患者去挑战这些信念的正确性,有助于减轻失眠带来的焦虑和觉醒。

放松训练

对于以"不能放松"为特征的患者(如患者可能说"当我试图入睡时,总感到心跳过速"等)和(或)伴多种躯体不适(如深部肌肉疼痛、头痛、胃肠不适等)的患者,这类干预最适合。

放松疗法主要有四种形式。不同的技术作用于不同的生理系统。渐进性肌肉放松法能减轻骨骼肌的紧张[28-32]。腹式呼吸能诱导一种更慢、更深、从力学上讲是由腹部而非胸部启动的呼吸(有趣的是,这种呼吸方式与睡眠发生时的呼吸方式类似)。自我训练法主要是用一种系统的方式,通过想象来增加外周血流量,最终感到四肢末端很温暖。意象训练需要患者选择一个放松的画面或回忆,再现该画面,并应用多种感官处理该场景。

大多数的训练员以哪种技术患者最易学、与患者的觉醒表现形式最协调为依据,来选择最佳的方法。同认知治疗技术一样,想要有效运用放松训练需要大量的练习。很多临床工作者建议患者,除了睡前,在白天也要练习这种技术。当与刺激控制治疗合用时,如果放松训练开始时引起了"作业焦虑",最好让该患者在房间而非卧室内练习。想要获取更多放松技巧的知识,可参考下面的4篇文献:

1. 综述: Lichstein, K.L.Clinical relaxation strategies(1988)。

2. 渐进性肌肉放松法: Bernstein, D., Borkovec, T., Hazlett-Stevens H. Directions in Progressive Relaxation Training: A Guidebook for Helping Professionals(2000); Benson H.&Clipper M. The Relaxation Response(2000)。

3. 腹式呼吸: Smith, J.C. Advances in ABC Relaxation: Applications and inventories(2001); 章节: Breathing Exercise and Relaxation States。

4. 自我训练: Schultz, J.H. &Luthe, W. Autogenic Methods(1969)。

最后劝诫一点: 需要谨记的是,一些患者,尤其有惊恐障碍病史或作业焦虑的患者,运用放松技术时可能会出现相反的反应。然而,如果这种反应出现于一种放松形式,并不代表它必然会出现于其他放松形式。

光疗

光疗中，通常应用一个能产生白光的“光盒”，或更准确地讲是产生频谱大于2000lx的蓝光的“光盒”来完成治疗。如果患者的失眠有睡眠周期延迟的成分（例如，患者倾向于晚睡和晚醒），在早晨予以暴露在明亮的光照下30分钟或更久，将可能使他们在夜间更早地觉得“困倦”。而在患者的失眠有睡眠周期提前的成分的情况下（例如，患者倾向于早睡和早醒），在夜间的晚些时候（例如晚上8点到10点）予以暴露在明亮的光照下，将可能使他们保持清醒到更晚一些的时候。

虽然很多人可能不把光疗看作是一种行为干预的手段，但明亮光照的应用常被作为一个重要的部分，被整合到治疗性作息调整之中。特别是当生理节律的改变成为失眠的主要主诉和（或）患者的问题比一般性的入睡困难更为严重时，它将是睡眠限制治疗中的一部分。

明亮光线对睡眠的促进作用可能通过数个机制产生，包括对生理节律系统的转换，对生理节律调节幅度的强化，加强白天的觉醒程度，增强夜间的警觉程度，或者间接地通过光疗的抗抑郁作用而起效[33–35]。

通常认为光照疗法没有明显的副作用，但也并非总是如此。虽然很少见，但的确有既往未曾诊断过双相情感障碍的患者被光照诱发严重的躁狂。其他存在风险的个体包括患有轻躁狂、癫痫、慢性头痛、眼部疾病，或正在服用可致光敏感的药物的患者。需要重视的是，不合适的治疗时机或持续时间可能会直接导致所尝试治疗的疾病的恶化。因此，若要实施此类治疗，应在充分掌握现有文献资料的基础上进行[36–42]。

睡眠压缩

这一治疗形式与睡眠限制治疗非常相似，除了“限制”是通过一种分级向下滴定的程序来进行的。“限制”可以通过推迟入睡时间或提前觉醒时间来完成。通过这种办法，卧床时间被逐步压缩，直至患者的总睡眠时间达到标准水平。与睡眠限制疗法相同的是，这一治疗在数周内递进地改变在床时间。与睡眠限制疗法不同的是，这一减少不是立刻的，而是在预先制定的时间内进行的。这一递进减少的值是总睡眠时间与在床时间之差除以5。因此，经过5周的时间，患者的睡眠被限制而达到既定的在床时间，而在睡眠限制疗法中，这个在床时间是治疗第一周就被指定达到的。这种形式的“睡眠限制”对以减少在床时间为治疗目标的患者（例如那些实际总睡眠时间“正常”但却有轻到中度的低睡眠效率的患者）而言，可能是很理想的。或者，这一形式对于那些不能耐受睡眠限制疗法中总睡眠时间突然缩短的患者而言，也是特别理想的[28]。最后，这一形式可以做如下调整，即若在5周期满之前就已经达到85%~90%的睡眠效率，向下滴定的过程可以停止。综上所述，睡眠压缩疗法可以被看作是睡眠限制疗法的一种“更亲切和更温柔”的形式。

替代的实验性干预措施：神经反馈

Kayumov及其同事[43]开发了一种神经反馈的方法来治疗失眠。信号自身是基于被试者闭眼放松时所观察到的脑电图图谱的分析。脑电图图谱被处理后，快/慢活动比率的改变转化为像音乐般的声音。关于这一技术的前期试验（真对比假的反馈）的初步结果提示，经改造的神经反馈作用于个体（与在被试者中而非患者中观察到的神经反馈相比）后产生睡眠持续性上的强有力改变。这是否代表了一种新的放松训练的形式，或一种神经调适形式或神经传输的模式还未有定论。试验中假反馈未能产生显著性的前-后改变，提示这一神经反馈的形式可能确实直接影响到了大脑活动，从而改善了多导睡眠监测显示的睡眠情况。

治疗过程

这一治疗程序通常需要4~8周的时间，每周一次与治疗者面对面的会谈。晤谈的时间范围在30~90分钟，取决于治疗的阶段和患者的依从性。这本手册描述的是个体治疗，然而，有数据表明团体治疗的结果也与之类似[44]。最终，一种整合的模式可能最为有效。即最初的2~3次晤谈采取个体治疗的形式，中间的疗程以团体干预的形式进行，而最后一至两次的晤谈回归到个体治疗。这样一种疗程安排的优点可能在于，团体的设置使得患者能够拥有一个支持系统，并通过“榜样”来增强依从性。

开始阶段的晤谈通常持续60~90分钟，这一次晤谈期间，要采集临床病史并向患者介绍睡眠日记的使用。在第一次晤谈中不会给予任何干预。这一段时期（通常是1~2周）是用于采集基线的睡眠-觉醒数据，用于指导治疗以便在治疗中达到平衡。主要的干预措施（刺激控制和睡眠限制）被安排在接下来的一至两个60分钟的晤谈中实施。一旦这些治疗被实施，患者就进入了一个治疗期，在这个治疗期中接下来的2~5次患者的睡眠时间被向上滴定。这些后续的晤谈每次需要大约30分钟，除非有附加的干预被整合到治疗项目中。在目前的治疗方案中，第5次晤谈用于提供一次认知治疗。最后的一至二次晤谈也包含如下成分：

如何维持健康和应对复发。

什么样的患者适合失眠的认知行为治疗

治疗师绝对不能认为所有希望得到失眠治疗的患者都是明确诊断的。失眠完全有可能是一个不稳定和（或）未诊断的内因性睡眠障碍（而非失眠）、躯体疾病或精神疾病的一部分。因此，重点在于临床工作者首先要判断患者是否适合于治疗。最易决定的情形是患者表现为原发的或心理生理性失眠时。但若仅限于治疗这一部分人群，可能太过于局限。作为一个有争议的问题，多数可能会同意（不考虑诊断）适合于失眠的认知行为治疗的患者是如下的人群：

● 入睡困难或睡眠维持困难。

● 汇报以下一项或多项：

· 规律地增加睡眠的机会以弥补失去的睡眠；

· 在清醒时延长卧床的时间；

· 在卧室中从事除睡觉和性之外的活动。

● 条件性觉醒的证据。例如，汇报在家之外的地方时，会在入睡时突然惊醒和（或）睡得更好（可选）。

● 睡眠卫生知识不足的证据［有降低睡眠倾向的行为，例如使用酒精作为安眠药、在夜间使用兴奋剂（可选）］。

争议在于，有人可能会建议当失眠是继发于躯体或精神疾病时，对原发病的治疗是唯一的指征。其观点是一旦原发病得到治疗，继发的失眠也将恢复。这意味着失眠的认知行为治疗在此种案例中并非必要。然而，近来有人指出区别原发性和继发性失眠并不容易[45-47]，并且有越来越多的文献指出失眠的认知行为治疗对所谓的“继发性失眠”是同样有效的[48-54]。

将Spielman及其同事所提出的失眠行为模式纳入考虑，就可以理解为何原发性和继发性失眠之间的区别可能不那么重要[17]。图2.1是对行为模式的一个图解。如前文所述，这一模式指出，急性的躯体和（或）精神疾病可能会促成急性的失眠发作，但当目前疾病被诊断、治疗和（或）稳定，这种持续的（或残留的）失眠则更像是原发性失眠而非那些急性疾病的并发症。也就是说，这种残留的失眠和（或）慢性失眠的维持因素可能并非那些导致失眠急性发作的因素。因此，在“原发”疾病不被忽略的前提下，如果有证据表明失眠是由行为因素所维持和（或）有条件性觉醒和（或）睡眠卫生差的证据，该患者就可能适于失眠的认知行为治疗。如何来验证这些因素,是属于第一次晤谈(开始阶段的访谈)的内容。

哪些医师适合采用失眠的认知行为治疗

心理学家已经创造并开始使用失眠的认知行为治疗和(或)其他睡眠障碍的认知行为治疗。此外,失眠的认知行为治疗的治疗师通常要具有临床学位,并接受过睡眠医学、行为医学和(或)认知行为治疗的专门培训。每个领域的培训都是至关重要的。全面的睡眠医学的培训可使临床工作者将睡眠的现况与躯体疾病联系起来。行为医学和认知行为治疗的技术可以使临床工作者(对于一般的)广泛了解行为治疗的原则和实践过程,并(对于特定的)形成进行行为评估的能力(比如列联分析)。此外,有行为医学和(或)认知行为治疗技术的从业人员更有可能精通心理评估和精神障碍的诊断和治疗,也更愿意使用经过实践证明有效的治疗方法。

随着上述几个领域的不断成熟,相关领域的医师和心理学家希望将睡眠行为医学干预方式整合到他们的临床实践中,或者他们想在这个领域中探索出一个特定的专门技术。我们希望手册中提供的信息能成为有用的入门技术,各领域的技术只能通过专门的培训(比如博士或博士后奖学金)或者至少由见习培训和(或)同行督导获得。没有临床博士学位的从业人员很有可能想把失眠的认知行为治疗融合到他们的工作中。我们期望这个手册中提供的信息能够成为一个有用的入门资料,良好的实践是将来督导的需要。

最后,应该知道2003年6月成立了一个睡眠行为医学的专家资质委员会。现在,这个证书由美国睡眠医学学会颁发,具有博士和医学博士学位的临床工作者都有资格获得。将来,可能硕士学位的临床工作者也有资格获得相关的资质。这些资质成为行医条件和服务的索偿条件可能还需要一定的时间,但可能不久以后它们就会是对成为该方面专家的要求,意识到这一点是很重要的。这对于刚开始接受这个领域的培训的年轻临床工作者尤为重要。要获取更多有关睡眠行为医学资质的信息,请登录美国睡眠医学学会的网站: www.aasmnet.org。有关考试资格和睡眠行为医学考试的相关信息请登录www.aasmnet.org/behavioralexam.asp查询。

医患关系

毫无疑问,治疗风格随着治疗师的不同而不同。对某人起作用的治疗风格,对他人可能并不适合。这就是说，要成为一个好的临床工作者就要具有一系列特征。一般来说，这些特征包括良好的倾听技能、深刻的共情、对患者自主权的尊重、良好的说服技能和幽默感。临床工作者至少需要扮演两种角色。一方面，临床工作者需要表达自己的经历，以帮助患者在治疗中建立信心。这在治疗的开始阶段就尤其重要，这个治疗阶段说教是主要的方式（第1~4次晤谈）。另一方面，临床工作者要较少扮演指导性的角色，尤其是在治疗的后半阶段。在治疗的这个阶段，临床工作者少扮演医师或者心理学家，而更多扮演躯体治疗师［或者训练师和（或）教练］的角色才有利于为患者服务。患者可能不容易注意到临床工作者角色的两个方面，但是这对于让患者明白在治疗的后半期他们有义务作出努力而使自己好转是有积极效果的。

建立牢固的治疗关系所需要的另一个因素就是治疗师要清楚地向患者交代可能出现的治疗结果，达到这些结果需要做的事情，以及患者什么时候能够期待积极的治疗结果。医师要注意交代这些信息的时候不要尽说好话。如果患者期望治疗是简单的、没有任何牺牲的，那么他对现实治疗很有可能感到吃惊和（或）不知所措，也更有可能不依从治疗或者放弃治疗。患者有必要明白在他变好之前情况会变差。如果患者对此做好准备，他就更有可能坚持治疗，而忍受治疗初始阶段症状的加重。通过让患者理解他所采取的治疗过程中所包含的基本原理而使得治疗关系加强。一些患者可能通过做“医师让他们做的”而得到激发，但是大多数情况下，当患者知道他们为什么正在做他们所做的，他们会倾向于坚持治疗。

门诊治疗环境

哪里是睡眠行为医学门诊治疗的最佳场所？这是不容易回答的问题。理想的环境是睡眠障碍中心。这使得各学科融合交叉在一起进行诊断和治疗，并且可能与患者对障碍是什么和应该在哪里接受治疗的期待保持一致。与睡眠障碍中心的联系可以使位于其他地方的睡眠门诊在很大程度上受益，因为这可以使临床工作者有机会接触到其他睡眠专家（肺病学家、神经病学家、耳鼻喉科专家等），并且加强独立门诊治疗的资质。与专门中心的联系反过来可以加强患者认为医师是睡眠专家的观点，可能促进其对失眠的认知行为治疗的依从。没有依附睡眠障碍中心的门诊最好还是要考虑一下他们可能加强资质的其他方式，并且减少患者有关他们是否有机会接触到经验丰富的专家的顾虑。解决这个问题的一个具体办法就是确保小册子中写明了门诊的专业性质和门诊成员的资质。门诊小册子的例子请参见附录2。

医师办公室

大多数熟悉认知行为治疗的实操人员都知道办公室环境需要特定的“设施”,对于见习期的医师来说,应该注意一些固定设备是必需的。治疗需要一张远离医师办公桌的桌子,一个干净的擦写板,可能的话还要有一个用作放松训练的躺椅。桌子的摆放应使得患者和医师有一个能够共同合作的空间。当一对配偶要参加治疗,那么第三个椅子可能就会有用了。擦写板给医师提供了能够直观地发表他们意见的地方(比如,描绘失眠的Spielman模式、用睡眠结构图描述睡眠结构等)。

门诊图表

一般来说,不管实践的类型是怎样的,门诊图表有两个目的: ①表明患者的病史(他过去和当前的诊断)并且描述治疗计划; ②提供必不可少的涉及第三方偿还、法律问题等的文件。至于认知行为疗法治疗失眠的目的,门诊图表起到更重要的功能这一点还是有争议的。它是实施治疗(显示对治疗反应的图表)、项目评估和临床病例系列研究的资料来源。关于第一点,应该强调描述患者进步的图表对于医师和患者都有一定的临床效用。对于医师来说,图表[描述了以睡眠日记为基础测量所得到的睡眠持续性(睡眠潜伏期、入睡后觉醒时间、总睡眠时间和睡眠效率)的每周平均值]可以让人对治疗是否达到预定目标一目了然。这些信息使治疗效果有证据支持,而且提供了一个方法,即较少依赖于病程记录的内容。对于患者而言,图表就像是一个中间加强力量(是向前进展的证据)。比如治疗图表显示了治疗的典型过程,参见附录3。

临床评估

在大多数临床实践中,失眠的认知行为治疗有两个必要的步骤: 一个是评估阶段,一个是治疗阶段。大多数认知行为实践中,最初的评估过程包含回顾性和前瞻性两个因素。回顾性因素包括调查问卷的管理和入组访谈。前瞻性因素要求患者使用日记的形式记录他们每日的基本症状,这样坚持1到2周。接下来的逐次晤谈部分中将提供更多有关临床会谈方面的信息。

回顾性测量

医师手头都有许多可用的问卷来收集相关的信息。为了临床实践的目的,医师要妥善使用与患者交流的时间,在不给患者造成负担的前提下获得全面的了解。尽管不同的门诊可能会用不同标准的评估工具,只有少数问卷被广泛实施。这些问卷至少能表明患者的个人和家庭信息、健康和情绪状况以及睡眠紊乱概况。表3.2提供了一系列可以对患者进行合理的回顾性评估的工具。这些评估工具的联合使用不仅能使医师较为准确地了解患者的概况,还能提供一些信息,以帮助医师决定患者是否应该由于未诊断或者躯体不稳定或者精神疾病而转诊。回顾性问卷也给医师提供了有关患者睡眠和健康状况的大体信息。附录4包括了本土化了的问卷工具[比如,由于门诊需要而研发的疾病史清单(4A)、症状清单(4B)、睡眠障碍症状清单(4C)、睡眠环境清单(4D)和动机变化指数(4E)]。

表3.2　有助于入院评估的问卷

问卷名称	一般信息评估	参考文献
一般信息问卷	***	
病史调查	***	
躯体疾病症状检查	***	
睡眠障碍症状检查	***	
	精神科调查问卷	
贝克抑郁量表(BDI)	抑郁严重程度	Ambrosini等,1991(84) Bumberry等,1978(85) Robinson等,1996(86) Schotte等,1997(87)
贝克焦虑量表[可用状态-特质焦虑问卷(STAI)代替]	焦虑严重程度	De Beurs等,1997(88) Osman等,1997(89)
	一般健康和疼痛信息	
SF-36健康问卷	通过了解健康概况评估生活质量 获得以下因素/分量表的得分: 1. 躯体功能 2. 社会功能 3. 躯体问题导致的角色受限 4. 情绪问题导致的角色受限	Ware等,1992(90) McHorney等,1994(91) Brazier等,1992(92)

续表

一般健康和疼痛信息		
SF-36健康问卷	5. 精神健康 6. 能量/生命力 7. 疼痛 8. 一般的健康感觉	
多维度疼痛问卷（MPI）	主观疼痛体验的全面评估 获得以下因素/分量表的得分： 1. 疼痛程度 2. 冲突 3. 生活控制 4. 情感压抑 5. 社会支持 6. 一般的活动水平	Kerns等，1985(93) Turk&Rudy，1988(94)
睡眠和疲劳调查问卷		
匹兹堡睡眠质量指数问卷（PSQI）	睡眠紊乱严重程度 获得以下因素/分量表的得分： 1. 主观睡眠质量 2. 睡眠潜伏期 3. 总睡眠时间 4. 习惯的睡眠效率 5. 睡眠紊乱 6. 睡眠药物的使用 7. 白天功能不良	Buysse等，1989(95)
失眠严重程度指数（ISI）	对疾病严重程度的简单、总体评估	Morin等，2001(96)
睡眠环境检查		
爱泼沃斯嗜睡量表（ESS）	白天嗜睡评估	Johns，1994(97)
多维度疲劳问卷（MFI）	疲劳的总体评估	Smets等，1995(98)

前瞻性评估

前瞻性评估的主要工具是睡眠日记。这可以使临床工作者评估每日失眠的严重程度、识别出维持失眠的行为、确定当前的生理节律障碍的程度以及收集需要评估的资料，并以此来指导治疗。

对睡眠日记的评估要求患者坚持每天写日记，持续1到2周，因此可以依据日记时间来抽取感兴趣的行为。就像对睡眠持续性的回顾性评估一样（比如，匹兹堡睡眠质量指数问卷或者失眠严重程度指数），睡眠日记也要求患者估计入睡需要多长时间，晚上醒着有多长时间等。所有传统的睡眠持续性变量都可以通过睡眠日记获得，包括睡眠潜伏期、夜间觉醒频率、入睡后觉醒时间和总睡眠时间。此外，抽样数据可能会用于追踪3个额外的参数和进行一个额外的评估。

额外评估是指睡眠效率，即总睡眠时间/在床时间 × 100%，并且采用单一评估使得医师有能力评估睡眠机会和睡眠能力不匹配的程度以及治疗效果。请注意，这个评估可以通过回顾性调查问卷来获得，但通常要使用可获得的睡眠日记资料来计算。

追踪变量包括：规定的上床时间（Prescribed “Time to Bed”, PTTB）和规定的起床时间（Prescribed “Time out of Bed”, PTOB），以及晚上不在床上睡觉的时间（比如，在应该睡觉的时间）。这些评估可能用来评估患者的依从性（参见晤谈2）。

当前没有有关睡眠–觉醒日记的行业标准。在附录里列举了2个例子。一个是每周完成的单页调查工具，另一个是每天完成的单页的调查工具（参见附录5和附录6）。这两个工具都被用于记录每天的信息，记录7天，这两个工具有不同的优势和劣势。每周单页工具的优势是：简明、紧凑和易于患者和医师使用。使用简单的调查工具，优势是可能会提高得到前瞻性资料的依从性，劣势是患者有可能使用以前的方式作为提示或者向导来完成新的任务。比如，患者可能看到她/他最近几天汇报的睡眠潜伏期都是5分钟，因而做出的新的评估也与这些数据相关。每天的单页调查工具的优势在于提供更多额外的测量，而且更有可能少一些胁迫性。因为单页调查形式更像是一个传统的日记记录。这种形式的劣势在于每周7篇日记的大量写作任务可能会让患者感到工作强度大，而且很难将此用于治疗间隔期的回顾。

对睡眠连续性的回顾性评估和前瞻性评估的主要区别在于从夜间日志记录获得的评估仅用于一个时间点（昨晚），因此这不要求患者理解平均的概念，也不鼓励她/他使用启发式方式得出和汇报有关她/他的睡眠质和量的感受。

通过使用睡眠日记获得夜间评估的主要意义在于它使临床工作者/研究人员在计算集中趋势和夜间变量的测量结果基础上收集合理的样本，并进行列联分析。关于第二点，睡眠行为医学专家经常抽取行为的标准组成成分的样本，因此他们能够确定特定的传统因素与失眠症状的发生率和严重程度是否相关。比如，患者白天会小睡吗？睡眠潜伏期会因为患者的小睡而延长吗？这些评估的共变提示治疗师需要改变或者消除小睡行为。因为许多关于失眠的行为列联已经被很详细地描述（比如，增加睡眠机会的不良行为、打盹、咖啡因的使用、将酒精作为镇静剂等），有时不包括在睡眠日记内或者不用睡眠日记进行测量，但是前瞻性评估在需要之时可以产生更广泛的列联分析。

随着网络、掌上电脑和手持式个人计算机的出现，纸版的日记很可能会被淘汰。新科技有许多优势，包括：

- 治疗师可以通过日期和时间进行追踪日记。
- 可以督促患者去完成晤谈间歇期的调查问卷。
- 不需要输入次级资料。
- 数据容易处理和显示。
- 测量表现的方法（比如反应时间测试）可能被加入到评估中。

多导睡眠监测的作用

多导睡眠监测是一种客观的测量方法，具有极好的实时分辨率，可以直接和定量地测量睡眠中大脑和躯体的活动，可以解析那些用其他方法测量不明显的亚级数据（例如睡眠结构）。与其他电生理测量法（如心电图、鼻/口腔气流等）一起，这种方法能为首先发现睡眠中出现的躯体疾病（如阻塞性睡眠呼吸暂停综合征、周期性腿动等）做准备，所以多导睡眠监测的评估模式是睡眠研究和神经睡眠和呼吸睡眠医学的“金标准”。尽管多导睡眠监测不会作为睡眠行为医学整体的一部分直接用于实践，但行为学家仍有必要了解该测量方法的知识，以便在可用时和与其他睡眠医学专家更好的交流时能好好利用这些数据。

与自我汇报和活动记录仪（见下文）相比，多导睡眠监测最主要的优势在于它揭示了睡眠不是一个单一的状态。也就是说，睡眠不是“睡”或“不睡”这么简单的一件事。有趣的是，这种内省可以帮我们肯定人们存在着“浅”和“深”、“做梦”和“不做梦”等不同的睡眠感受。这提示睡眠有2到4个阶段或状态。随着多导睡眠监测的出现，我们发现上述那些印象确实是建立在可以客观测量的事实上。

多导睡眠监测被用来测定意识状态，它由三个测量信号组成：脑电图、肌电图和眼电图。尽管每一个测量信号的来源不同，但都是利用从头皮、肌肉和眼睛自然发出的电流来获得信号。随着时间这些电流被连续地显示和标记下来。这些图提供了脑、肌肉和眼球活动的实时记录。这些标记连起来就检测并将睡眠分为至少5个阶段（1~4期和快速眼动睡眠期）。

现在，我们认为原发性失眠的患者不会表现出相应睡眠结构的异常（一个或多个睡眠时相的异常比例），或他们不会表现出某种心肺异常。而这些异常是多导睡眠监测可以检测出来的，从而要考虑是其他类型的内因性睡眠障碍（如阻塞性睡眠呼吸暂停综合征、周期性腿动）。因此，虽然多导睡眠监测目前不被作为评估原发或继发失眠症的必要手段，但是如果患者对失眠的认知行为治疗或药物治疗无效，后续的多导睡眠监测十分必要，可以揭示不好理解的睡眠障碍（临床访谈中没有发现典型症状和体征的内因性睡眠障碍），例如一个患者主诉有不能恢复精力的睡眠（与失眠症同义，或是另一例子），多导睡眠监测能揭示潜在的被称为"α－δ"睡眠的病理机制（也被称为单纯的α睡眠）。

活动记录检查的作用

活动记录检查是测量睡眠连续性参数的客观方法。该方法使用动作监测和活动计数来评估患者是睡还是醒。活动记录检查装置（活动记录仪）本身像个腕表，输出数据可以被综合起来以图表示或量化表示随时间变化的活动次数。设备和输出报告范例见图3.2。

尽管做出判断的运算法则非常复杂，但核心观点是"当被测试者移动时就是醒着的"和"当被测试者不动时就是睡着的"。记录仪会生成每一分钟的数据，这些数据最终用来计算睡眠连续性的各种变量的取值。这种前瞻性的测量方法主要的优势是：①所评估的睡眠连续性不是通过自我汇报，也避免了观察误差；②个体耐受性好；③有极好的实时分辨率（可以监测到短至30秒的觉醒时间）；④可以连续测量最长可达60天；⑤与睡眠日记数据结合起来可以检测"睡眠状态知觉异常"（个体没体验到已入睡但客观监测显示已经入睡的一种状态）；⑥可以使患者在睡眠日记中更如实的汇报睡眠连续性；⑦是让患者遵守治疗要求的一种方法（如治疗要求禁止打盹、制定上床和起床时间表）。

迄今，活动记录仪不是初始评估、治疗耐受性测量或治疗变化评估的标准方法，但实际上这一测量方法已经可能完全涉及每一个领域了。在评估阶段，活动记录仪被用来确定昼夜节律异常（例如时相移位、自由运转节律等）和监测具有明显睡眠状态知觉异常的患者（在这里指的是矛盾性失眠）。尽管后一种应用仍然需要验证（例如睡眠日记和活动记录仪结合测量睡眠状态知觉异常是否

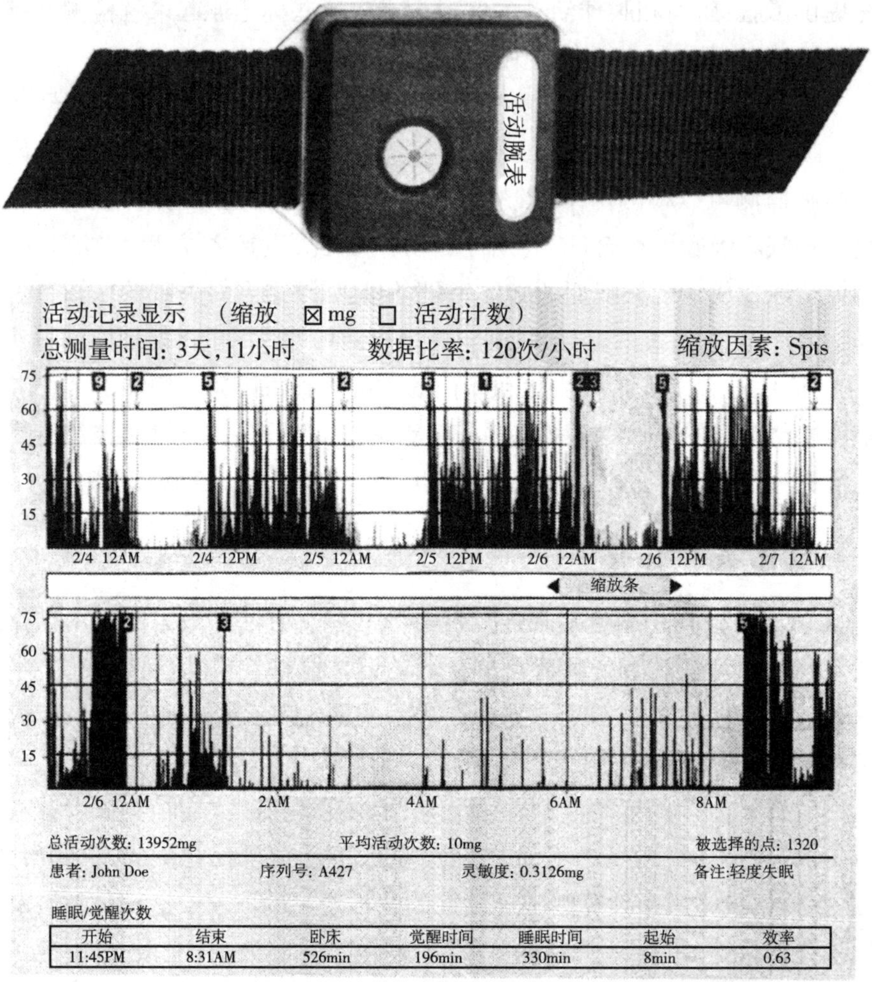

图3.2 活动记录仪（图片由Mini Mitter公司提供。Mini Mitter Co.,Inc., 20300 Empire Avenue, Building B−3, Bend, Oregon 97701）

可以与睡眠日记和多导睡眠监测的结合相媲美），但我们的体会是睡眠日记和活动记录仪的结合可以提醒医师睡眠状态知觉异常是患者临床表现中重要的一部分。如果这是事实，那么可以预测这样的患者对标准化治疗反应差，尽管这一点还缺少数据证明。

在治疗阶段，活动记录仪用来客观地评估睡眠连续性的获得和明确患者是否遵照治疗要求。对于后者，活动记录仪用来证明患者遵守规定的延迟上床时间，白天禁止打盹，当夜间醒来即起床（刺激控制），在早晨预定的时间起床。

对于本手册的目的,我们认为这种设备只是在有限情况下可用。它主要用来测量睡眠状态知觉异常和依从性(在这些情况下为了保证评估效果),以及用于那些不能坚持睡眠日记的患者。

首次接触患者

患者如何搜索或被告知睡眠行为医学服务机构的途径多种多样。一些患者可能是自己找来的,一些可能是从临床研究试验中被挑选出来的,一些可能是由当地睡眠障碍中心推荐的,而其他的可能是由他们的内科医师推荐的。“首次接触”常常是由秘书或电话应答服务人员完成。一些临床机构可能在这一阶段选择使用一些简单初步的筛查,以确保患者是合适的治疗候选者;或者“首次接触”被限制为获得住址和向预期患者发放小册子。后者的优势是,对于那些对诊断和治疗有医学偏见的患者来说,可以给他们提供一个机会来习惯“行为服务”的理念。

一些服务机构可能利用网络来提供或获得初步信息。这种方式的优点是可以获得部分或全部的回顾性问卷,但是大部分情况下,这种“门户”对研究方案的主要意义在于可以筛选不适合临床服务的患者,以保证在面对面的接触中提供更好的服务。目前作为研究工具设置,网络调查工具的例子可以浏览www.sleeplessinrochester.com。

第4章　失眠的认知行为治疗的逐次晤谈

第一次晤谈：入组评估（60~120分钟）

任务
向患者介绍自己
完成入组问卷
进行临床会谈
确定患者是否适合失眠的认知行为治疗
确定其他治疗方法
介绍治疗方法全貌
让患者熟悉睡眠日记（和活动记录仪）
巧妙地回答患者的问题并处理阻抗
制定每周日程

这次晤谈的主要目标

1. 识别患者是否有不稳定的或未诊断的躯体或精神障碍。

2. 识别是否有精神活性物质的使用/滥用或其他医师开的药物导致失眠，和（或）使失眠持续存在。

3. 确定失眠的认知行为治疗是适当的疗法。

4. 描述方法、效果，并且介绍该项目的概况。

5. 与患者一起探讨是否是“合适的时间”来花时间和精力完成治疗。

6. 对于在吃治疗睡眠的处方药和非处方药的患者，明确他们是否愿意停用这些药物，并且告知他们停药后的一些应对策略。

7. 引导患者，让他们坚持记录睡眠日记。如果使用活动记录仪，引导他们坚持使用。解释为什么同时使用这两种方法。

8. 解释为何需要基线数据。鼓励患者不要改变他们任何的作息时间和习惯。

向患者介绍自己

你可能觉得将这部分作为一个必要步骤有点愚蠢，但这是第一次接触，是患者确定“你是否是这个工作的最佳人选”的重要时刻。因为只能猜测哪些因素会进入这个判断过程，所以我们认为临床工作者在接触患者的时候必须具有友好、温暖、随和的态度。应该通过显示资格和确定晤谈日程来尽快开始治疗。例如：

对话#2：治疗师向患者介绍自己

治疗师：你好，琼斯先生，我是史密斯医师。我是这项服务的高级医师，今天要和你一起评估一下你的睡眠问题。在今天的会谈中，我们将谈到以下几个方面，首先是你的睡眠问题是否如表面所看到的那样，其次是我们的服务是否适合你。为了完成这个目标，你要先完成这些问卷……我们一起回顾一下这些，然后确定后面的步骤。

在大多数情况下，后面的步骤需要我们下一次见面再谈，那么从现在起到下次见面前，我们需要收集另外一些信息。我要联系你之前的临床医师[和（或）精神科医师]，以确定没有漏掉任何信息……并且，我要花时间制定最适合你的治疗方案。你呢，要使用睡眠日记（和活动记录仪），来帮助我们更全面的描述你的失眠情况。在这次晤谈的最后，对这些我们将谈得更多，以及为什么需要这些信息。

好的。现在你就开始做这些背景调查吧。如果你有任何疑问，请尽管提出来。此外，先要告诉你，这些问卷中有些可能涉及一些非常私人的问题。请尽可能诚实地回答这些问题，这点很重要。你完成这些调查后，请送给我，以便我检查一下你的答案。

完成入组问卷和编制失眠严重指数

在临床工作过程中，你可以让患者在家中或等候室中完成这些问卷。如果临床工作者让患者在等候室中填写这些材料，拿这一大堆材料给患者的时候，一定要向患者解释这些问卷的目的。在家中完成这些问卷（通过纸质问卷或电脑）时，要附一封介绍信在前面，以提供上述信息。

在家中完成问卷的优点是，患者可以在舒适的环境中以自己的节奏来完成问卷，而且当他们回到医院时，这些信息已收集完毕。缺点是，患者在答问卷过程中遇到问题没人咨询，而且在家中有各种干扰因素，患者不一定能十分专心地完成问卷。因此，鉴于这个手册的目的，这个问卷最好在医院而且临床工作者在场的情况下完成。

进行临床会谈和确定患者是否适合失眠的认知行为治疗

如前所述，在我们的项目中，当患者完成每一项调查工具后，临床工作者就对有关材料进行检查。这就使得医师能识别与会谈核心问题相关的条目。从实际意义来讲，这些核心问题能判断患者是否符合这个治疗的入组和排除标准。进行临床试验时，不符合入组标准或符合排除标准，就使得患者不能入组。在临床实践中，决定治疗或是不治疗是一件更复杂的事情。

下面部分（失眠的认知行为治疗的适应证和禁忌证）的结构采用了实用的和非传统的方法。通常根据诊断来决定是否实施某种治疗，但我们不是这样，我们提供了一个表格或流程来做决定（图4.1）。流程决定：患者是否有失眠的认知行为治疗能改善的因素；是否是因为某些混淆事件的出现使失眠的认知行为治疗成为禁忌证。

失眠的认知行为治疗的适应证

最简单的方法是先假定失眠的认知行为治疗适合患者。这可以通过建立以下标准来实现：

- **患者是否存在真实的睡眠连续性问题（睡眠起始和维持障碍）？**

患者是否需要30分钟或更长时间才能入睡？

患者在夜里是否有持续30分钟或更长时间的清醒状态？

这些困难是否在每周都会规律出现（每周三个晚上或更多）？

如何准确的运用“30分钟标准”，主要根据治疗背景。研究方案可能严格地按照该规则。但临床实际中有不同的考虑，即患者没有符合严重程度标准，仍然可以进行失眠的认知行为治疗。

少于30分钟和（或）每周少于3天［通过自编的睡眠调查工具或匹兹堡睡眠指数和（或）失眠严重程度指数（表3.2）测量］可能提示患者主要关心的问题是不能恢复精力的睡眠或片段性的睡眠。这种情况常常提示存在内源性睡眠障碍（不是失眠症），应该进行多导睡眠监测，但是并不总是需要这样。例如，如果一个患者已经做了多导睡眠监测，且已经被发现有睡眠恢复和（或）片段睡眠，但是引起睡眠障碍的原因又不是睡眠呼吸或其他器质性睡眠障碍，这种情况并不常见。这种患者虽然没有达到传统的严重程度标准，但是能从睡眠限制治疗获益。这个例子

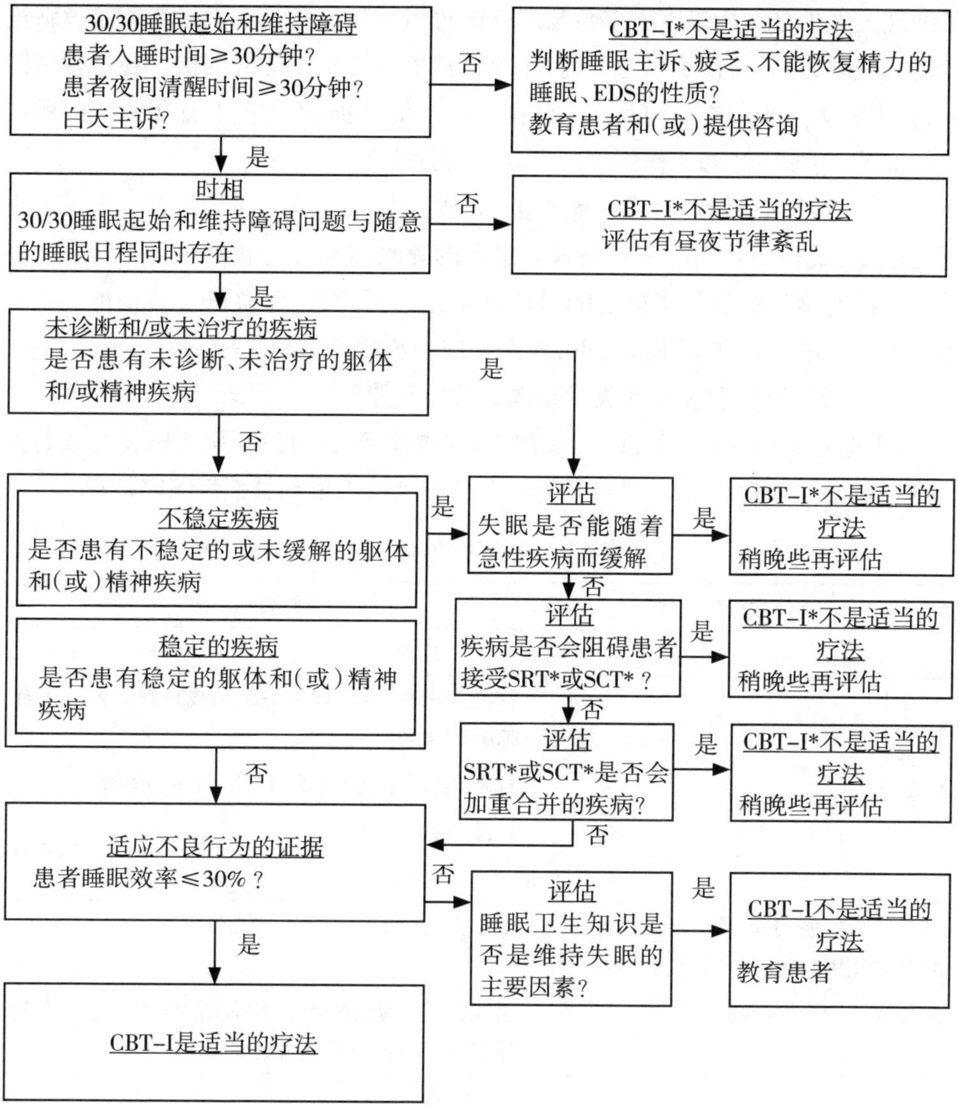

图4.1　评估流程：CBT–I*是否是适当的疗法

*CBT–I：失眠的认知行为治疗，SRT：睡眠限制治疗，SCT：刺激控制疗法

强调了多学科评估的重要性，以及根据个体情况来评估患者的重要性。

不管严重程度如何，睡眠连续性问题少于每周三次可能需要或不需要失眠的认知行为治疗，但是这需要分析是否有环境因素导致睡眠的起始或维持问题。

● **患者是否汇报自己的日常能力因失眠受损？**

评估到底有没有功能损害常常有一定的困难。长期失眠的患者多已学会了处理失眠带来的后果。大多数情况下的患者属于此类。在面对严重的睡眠连续性问题时,患者可能否认会给她/他的日常生活或工作带来困扰。在这种情况下,就需要进一步调查。与其问失眠患者的功能受损,不如问其如果睡眠问题突然解决了,他的生活和工作的哪些方面会得到改善。

常常要评估患者的日常功能损害和(或)痛苦,以确定患者是否天生需要睡眠比较少,或表面看到的失眠是因为患者的睡眠时间表与睡眠需要不匹配。另外一种没有抱怨失眠带来痛苦的可能就是,患者是因为药物和(或)精神问题导致睡眠需求减少。在上述情境下,就需要进一步的评估和诊断。

- **是否可以证明有导致失眠持续的行为因素?**

通过问卷上的个别条目或会谈中的直接询问,你可以识别失眠持续或行为因素(补偿性策略)。表4.1列出了相对全面的维持因素和补偿性策略清单。

表4.1 失眠的维持因素

补偿策略	对睡眠的影响
延长了睡眠机会	
早点上床	打乱“睡眠平衡”导致失眠和浅睡眠。可能还有睡眠节律的失调
晚起床	打乱“睡眠平衡”可能有睡眠节律的失调
打盹	打乱“睡眠平衡”
抵消疲乏的方法	
增加刺激的使用和(或)不合适地安排刺激的使用时间	增加觉醒时的睡眠干扰状态
避免或减少体力活动	可能打乱“睡眠平衡”,如果增加在床上或卧室的休息时间可能导致条件性觉醒
仪式和策略	
为了消磨时间,增加在卧室里的非睡眠行为	减弱刺激控制
在卧室以外其他地方睡觉	减弱刺激控制
花精力在那些认为可以促进睡眠的“仪式化行为”(使用草药、茶叶等)	促使对这些行为的依赖,没有这些行为时产生预期焦虑
避免那些被认为阻碍睡眠的行为(如性生活、快睡觉时外出散步等)	当发生这些行为时出现预期焦虑

续表

自我调节策略(镇静)	
每晚睡前使用酒精增加	抑制快速眼动(rapid eye movement, REM)睡眠,片段睡眠反弹,早醒;减少睡眠相关的自我效能
使用大麻	对睡眠的影响知之甚少,不能使用/戒断时加重失眠;减少睡眠相关的自我效能
非处方镇静药物的滥用(抗组胺剂)	增加对睡眠药物的心理依赖;减少睡眠相关的自我效能,宿醉现象
作为催眠药使用褪黑素	可能引起睡眠节律时相的位移,促使失眠;增加对药物的依赖;减少睡眠相关的自我效能,可能整晚撤药反应和反弹性失眠;没有食品药品监督管理局(美国)的批准

可能最常见的补偿性策略以及失眠的认知行为治疗的主要干预目标就是以下几条:"如果失眠变得严重,你将会通过什么方法来解决疲劳(或补足缺失的睡眠)?"

- 早点睡觉?
- 晚点起床?
- 白天经常性地打盹?

面对睡眠缺失的问题时,上述每个行为都是为了获得睡眠机会而作出的努力。这些策略貌似有效,却打乱了"睡眠平衡"。那是因为,如果一个人晚起床或早睡觉,这可能补充了先前的睡眠缺失,但却无意间减少了清醒的时间。清醒时间的减少意味着,一个人在下一次想要睡觉时,就更加不易入睡。这种"睡眠压力"的减少被称作睡眠平衡紊乱。这样的后果是,患者可能在睡眠补偿以后的几天,睡眠起始及维持可能会遇到困难。从长期看来,这种形式的睡眠紊乱本身使得失眠问题一直存在。正如上面提到的,这种效果可以用一种简单的计算方法来量化。这种方法是为了描述在面对睡眠损失时,患者增加睡眠机会的倾向性,它被称为睡眠效率。睡眠效率小于85%提示存在行为因素使睡眠机会和睡眠"能力"间的不平衡得以维持。睡眠效率达到90%以上时主要提示患者的主诉与失眠关系不大,可能与心理因素、不能恢复精力的睡眠问题、睡眠不足综合征、其他躯体或精神或睡眠障碍有关。需要注意的是,有些患者睡眠效率很低,但却没有花很多精力增加睡眠机会。这通常是急性失眠、继发于躯体疾病或精神障碍的失眠或其他内源性睡眠障碍性的特点，这种“非原发性”失眠也可能适用失眠的认知行为疗法治疗。

上述考虑中，有个因素或临床考虑很明显被漏掉了，就是关于疾病的长期性。虽然疾病的长期性对于全面描述临床疾病有重要意义（尤其是，如果你想要用类似研究性的诊断标准来定义失眠的时候），但是对于确定是否是失眠的认知行为治疗的适应证并不是必须的。也就是说，可能在判断是否是失眠的认知行为治疗的禁忌证时是必要的（见下文）。从很多方面来讲，“一个人失眠有多长时间”，就是判断是否有适应不良性补偿策略或“条件性觉醒”的一个代替变量。

如果失眠是慢性的（长于1~6个月），很可能是：患者采取了一些补偿性策略，这些补偿性策略是失眠的认知行为治疗的靶目标；和（或）已经过了足够长的时间，使得失眠成了一个习惯性现象。也就是说，睡眠相关性刺激与觉醒配对并重复出现，导致了习惯性认知、躯体和（或）中枢神经系统的觉醒形式[55,56]。这种觉醒形式会持续存在，而不管最初的诱发因素和维持因素（适应不良性补偿策略）。

如果失眠是短期的（1~6个月），提示诱因是导致失眠的原因。下面会提到，诱因可能是急性躯体或精神疾病，这些因素可能是失眠的认知行为治疗的禁忌证。从另外一个方面来讲，一个很好的临床会谈和（或）一个列联分析可能提示：社会心理因素导致失眠，也需要干预，但可能不是失眠的认知行为治疗，或患者最近采取了补偿性策略，但补偿性策略削弱了睡眠的连续性，因此早期干预是比较理想的。

● **失眠症是靠“条件性觉醒”维持的证据是否存在？**

临床会谈中，想要获得条件性觉醒存在的依据，经常要问两个标准化的问题。

首先，要求原发性失眠症患者描述一天中（平常的一天）最后一个小时的情况时，他们常常说在沙发上想睡或睡着，当要步入卧室时便突然醒来。尽管患者会认为这是因为走得太快或花太多精力在睡前仪式性行为上，但这仍被看成是被诱发了一次唤醒，诱发刺激是卧室、床和卧床时间等因素。

其次，要求原发性失眠症患者描述当更换卧室或旅行时的睡眠情况时，他们可能会说睡眠改善了。人们认为是因为新的睡眠环境较少有平常的诱发刺激，但是这不太可靠，因为条件性觉醒不仅局限于个人的卧室，还延伸到上床的行为、上床时间等等，所以患者可能在新的环境下与在家睡得一样差。

● **总睡眠时间是重要的考虑因素吗？**

如果没有白天的主诉，关于总睡眠时间的任何描述都是没有意义的。例如，

"我每晚只睡了X个小时,白天感到难受,好像没睡够……"这种表述的重要之处不在于"X"的具体数值,而在于"X"的后果。这样,存在着关于是否需要通过明确睡眠持续时间来决定失眠的认知行为治疗的实施这样的争论。所要知道的就是存在睡眠持续性问题和白天后遗症状。此外,构成总睡眠时间的因素不明确,而且因人而异,差别很大。

失眠的认知行为治疗的禁忌证

确定了失眠的认知行为治疗的适应证后,下一步就要考虑排除标准或失眠的认知行为治疗的禁忌证了。简单建立了如下标准供参考。

- **患有躯体疾病或精神障碍,且疾病诊断不明确、病情不稳定或是疾病本身可能会干扰失眠的认知行为治疗。**

这方面的信息可以通过临床问卷、临床会谈和(或)直接与患者的初级保健医师和(或)精神科医师联系的方式来获得。表4.2列出了常见的对治疗有益或使疾病恶化的因素。

表4.2　常见的对治疗有益或使疾病恶化的因素

躯体疾病
颅脑外伤、甲状腺功能亢进、慢性阻塞性肺病、哮喘、高血压病、冠心病、关节炎、纤维肌痛、头痛和腰背痛、癫痫发作、胃食管反流、帕金森病、阿尔茨海默病、糖尿病、癌症、良性肥大性前列腺炎、更年期等
精神障碍
抑郁症、广泛性焦虑、创伤后应激障碍、惊恐障碍、双相障碍、痴呆、精神分裂症
急性药物反应
酒精、安非他命、咖啡因、利血平、可乐定、SSRI类抗抑郁药、类固醇、左旋多巴、茶碱、尼古丁、硝苯地平、β受体激动剂(沙丁胺醇)等
撤药反应
苯二氮䓬类药物、巴比妥类药物、酒精
其他睡眠障碍
阻塞性睡眠呼吸暂停综合征、发作性睡病、夜间肌阵挛、不宁腿综合征、时相提前睡眠障碍、时相延迟睡眠障碍、睡眠感缺失、梦魇、异态睡眠
刺激因素
生活应激、丧亲、不熟悉的睡眠环境、时差、倒班

来源:改编自《原发性失眠症的诊断和治疗选择》;特邀论文《Comprehensive Therapy》2000;26(4):298-306

当确诊患者患有不能处理或病情不稳定的疾病时,医师可能要因为下述三种原因之一推迟治疗。

首先，假设失眠可能会随着急性疾病的缓解或稳定而好转，那么告诉患者失眠可能会消失对患者是有帮助的。此外，应该告诉患者当经历急性失眠发作时，避免过多采用补偿策略。关于更详细的预防策略参见预防复发部分（第8次晤谈）。

其次，假设失眠不会缓解，但急性疾病将阻止患者参加治疗或从中获益。患者不能参加治疗是因为他/她身体上不能完成睡眠限制或刺激控制的任务（例如，患有急性疾病的患者睡眠或卧床时间增加、急性外伤阻碍患者的行动等）。在这种情况下，就应该告诉患者治疗可能有效，但想达到最佳的治疗结果，治疗应该要延缓开始。让患者相信在以后某个时刻会及时得到帮助以及迅捷的服务（如果可能）可能会有所帮助。

最后，假设失眠的认知行为治疗会加重急性疾病。在很多情况下，决定推迟治疗更多的是依据临床智慧，而不是经验性数据的影响。例如，当医师质疑发热性疾病和（或）感染性疾病是否要求增加睡眠来恢复，此时此刻，严格地说这是临床智慧。也就是说，按照临床实践的标准，推迟失眠的治疗，不失为明智的选择。

在某些情况下，不需要考虑上述问题。有很确定的证据证明失眠的认知行为治疗有禁忌证。为了做决策，需要准备回答（或去寻求咨询）的问题是“治疗会导致急性疾病的恶化吗？”对于患有癫痫、双相障碍、异态睡眠、阻塞性睡眠呼吸暂停综合征或以过多的日间瞌睡为特点的其他疾病的患者来说，这种恶化的可能性是明确的。睡眠限制引起的睡眠损失可能会降低癫痫患者癫痫发作的阈值，在双相障碍患者中诱发躁狂发作，加重异态睡眠，阻碍阻塞性睡眠呼吸暂停综合征患者获得足够的通气，和（或）只是加重白天的瞌睡程度，这会使患者不能安全地驾驶和操作机器，也不能做出促进自己和（或）他人安全和健康的充分的判断。

对于上述最后一点，如果存在白天瞌睡，那么可以进行联合治疗（失眠的认知行为治疗 + 一种促进觉醒的药物，例如莫达非尼、哌甲酯）。然而，值得注意的是，关于这种联合治疗方式的数据有限[57]。存在的数据显示莫达非尼（每天早晨100mg）与失眠的认知行为治疗联用，尽管可以减少日间瞌睡，但对最终治疗结果没有影响。这种联合治疗形式的详细情况可以参看Perlis ML. Smith MT. Orff HJ. Enright T. Nowakowski S. Jungquist C. Plotkin K.《莫达非尼和认知行为治疗对原发性失眠症患者睡眠连续性的治疗效果》（《Sleep》杂志，

2004;27(4)715-725)。

提出治疗选择的概况

一旦明确进行失眠的认知行为治疗后,需要给患者治疗选择。在可以进行药物治疗的临床机构中,医师应该在考虑患者治疗史的同时,回顾三种可能的策略的利弊(失眠的认知行为治疗、镇静催眠药物治疗、具有镇静作用的抗抑郁药物治疗)。讨论这些治疗选择可以让患者了解信息以便做决定,也可以使患者有机会对他们关心的问题提问。例如(首次进行治疗的患者):

对话#3:提出治疗选择

治疗师:现在,我想我已经获得了所有我需要了解的信息了。我和你一起再探讨你的治疗选择。我们之前这样做过,并且我已经回答了你的问题,我希望你能推迟治疗一周,以便你能决定想接受哪种治疗,我们也可以从睡眠日记中收集到额外信息。我们不要太急于求成,让我们花点时间来回顾选择。

方案1:继续维持现有的治疗,但是要知道失眠不会是某些更严重疾病的先兆或症状。好的一面是现在你不必花精力在任何一种治疗形式上,坏的一面是失眠此刻也不可能自己消失。

方案2:我们可以和药物治疗师合作,给你开几种睡眠药物。在我们医院,常用的药物主要有两类,一类是苯二氮䓬类药(比如替马西泮),另一类为了更好地表达,我们称为非苯二氮䓬类药物(比如唑吡坦、扎来普隆)。我们推荐使用像唑吡坦或扎来普隆这类药物,因为它们基本不会影响睡眠质量和很少有撤药反应。服用这些药物的好处是症状立即可以缓解30%至50%,疗效稳定并可以长达3至6个月,这些药物倾向于提供一种相对正常的睡眠。但弊端是药物不能"治愈疾病"。也就是说,一旦你停止用药,最好的结果就是你又回到治疗前的状态。

方案3:我们可以和药物治疗师合作,给你开几种经常用来改善患者睡眠的抗抑郁药。服用这些药物的好处是可以立即缓解症状,疗效稳定且持久(可达半年至数年),似乎也没有撤药反应。弊端则是药物在改善睡眠起始问题上疗效有限,临床获益更少,它们能改变睡眠质量,有不愉快的副作用。这些药物在停用后是否能有长期获益仍不得而知。

方案4：我们可以采用认知行为治疗来治疗你的失眠。这种非药物治疗方法需要大约5到8周来完成。好处是它已经被很好地验证：疗效与睡眠药物相当(如果不是比睡眠药更好)，而且疗效持久。弊端是治疗干预开始后大约2到4周才能有效，你需要前来完成大约5到8次晤谈，它在失眠改善之前可能会加重。

请花些时间提问，然后让我们在下周前再讨论一下我们需要做的事。

停止镇静催眠药的使用

很多情况下，患者开始治疗时正在服用各类药物，一些人会用帮助睡眠的药物。其中，有部分人也许希望停药，但是有些人对停止服用镇静药会有更多迟疑。如果药物是用于睡眠的，那么在采用失眠的认知行为治疗前如果能停药的话，失眠的认知行为治疗则最有可能取得成功。一个积极的办法就是与处方医师合作，阶段性地撤药。几位研究者已经研究出撤药的方案[58,59]。

药物的逐步撤药有几个目的。第一，它能增加患者撤药期间的安全性(如快速撤除苯二氮䓬类药可能会导致癫痫发作)。第二，此期间，如果收集数据[如4周的方案：第1周，常规使用药物；第2周，使用常规药量的一半(可以是隔天服用全剂量或每天服用一半量)；第3周，药量再减半；第4周，全停药]，这些数据可能会显示撤药的副作用，如果出现的话，存在的较短暂，且在常规用药和不用药之间仅有细微的差异。第三，在治疗前撤药可以防止因后期撤药造成的阻碍。以下为催眠药物或用做镇静作用的药物列表，见表4.3。

表4.3　药物

商品名	通用名	药物类别	FDA适应证	剂量(mq)	达峰时间(分钟)	半衰期(小时)
Ambien	唑吡坦	苯二氮䓬类受体激动剂	失眠症	5~10	30~50	2.5~5.6
Sonata	扎来普隆	苯二氮䓬类受体激动剂	失眠症	5~20	30~60	1~2
Estorra	艾司佐匹克隆	苯二氮䓬类受体激动剂	失眠症	1~3	1.0~1.5	4~6
***	Indipion-IR	苯二氮䓬类受体激动剂	失眠症	10~20	50	1.5

续表

商品名	通用名	药物类别	FDA适应证	剂量（mq）	达峰时间（分钟）	半衰期（小时）
***	Indipion-MR	苯二氮䓬类受体激动剂	失眠症	10~20	60~120	1.5
Dalmane	氟西泮	苯二氮䓬类	失眠症	15~30	30~60	47~100
Doral	夸西泮	苯二氮䓬类	失眠症	7.5~15	60~90	25~41
Magadan	硝基西泮	苯二氮䓬类	失眠症	2.5~5.0	30~120	18~25
Prosom	艾司唑仑	苯二氮䓬类	失眠症	1~2	60~90	8~24
Restoril	替马西泮	苯二氮䓬类	失眠症	7.5~30	20~50	3.5~18
Halcion	三唑仑	苯二氮䓬类	失眠症	0.125~0.25	50~120	3~4
Xanax	阿普唑仑	苯二氮䓬类	焦虑症	0.25~0.5	60~120	9~20
Klonopin	氯硝西泮	苯二氮䓬类	焦虑症	0.5~2.0	60~240	19~60
Valium	地西泮	苯二氮䓬类	焦虑症	2~10	60~120	20~50
Ativan	劳拉西泮	苯二氮䓬类	焦虑症	0.5~2.0	120~240	8~24
Elavil	阿米替林	三环类	抑郁症	25~150	2~8	5~45
Sinequan	多虑平	三环类	抑郁症	25~150	2~8	10~30
Desyrel	曲唑酮	5-HT激动剂	抑郁症	25~150	3~14	3~10
Serzone	奈发唑酮	5-HT激动剂	抑郁症	50~150	1	2~4
思瑞康	喹硫平	二苯硫西平类	抗精神病	25~50	1.5	4~8
—	水合氯醛	—	镇静	50~1000	30~60	4~6
苯那君	苯海拉明	抗组胺剂	过敏症	25~100	0.25~0.5	3~12

一些情况下，患者会因为另一个问题而服用一些药，这些药会产生对睡眠的次级作用（如一些抗抑郁药，用于抗惊厥或周期性腿动症的氯硝西泮）。在这些状况下，患者通常会继续使用药物，治疗会继续下去。

对话#4：治疗中是否要继续服用目前的药物？

患者：我的医师认为我应该再服用六个月的抗抑郁药以便控制我的抑郁症状。可以吗？

> **治疗师:** 这是合理的。所以我们会一起致力于你的睡眠问题。如果成功的话,对你的抑郁会有一些保护和预防复发的作用,并且为你六个月后停用抗抑郁药并保持好的状态创造更多的可能性。

让患者写睡眠日记

大多数患者对记日记或日志都较熟悉,但用做评估目的也许较为新颖。解释记日记的目的非常重要,需强调以下几点: ①作为"抽样",并提供更加可靠的估计数据(如相对随机的从记忆中探寻如最近、最显著及首发时的一些情况); ②如果可以的话,让临床工作者对偶发事件进行分析; ③这些是治疗的数据来源,也可用于个体或整个临床对治疗结果的正式评估。

患者完成日记是非常关键的。首先,完成从前一天到第二天的睡眠与觉醒数据非常有价值。作为数据的一部分,证明不是全部有关睡眠日记的变量都是估计值这点很重要。睡眠潜伏期及入睡后觉醒时间仅仅基于患者的主观印象。这就是说,确保患者把早醒的觉醒时间计入睡后觉醒时间非常重要。在床时间及总睡眠时间是计算出来的变量。在床时间为从"熄灯"到"开灯"的时间,按分钟来计算。例如,如果"熄灯"在晚上10点,"开灯"在早晨5点的话,那么在床时间就为420分钟。总睡眠时间的计算为在床时间-(睡眠潜伏期+入睡后觉醒时间)。例如,如果在床时间为420分钟,睡眠潜伏期为30分钟,入睡后觉醒时间为30分钟(30+30=60分钟),总睡眠时间则为360分钟。在举例之后,有患者在吃药前根据他的体验完成一天的登记。如果两个例子都举完了,患者完成表格仍有困难,那么考虑用你提供的数据举一至两个更多的实践的例子。如果这仍然是个问题的话,考虑采用(如果可以的话)活动记录仪。

这节晤谈结束时,提醒患者像"平时一样睡"。强调获取一个准确的样本/基线非常重要。只有一个与睡眠相关的行为应该改变: 让患者把闹钟从床旁拿走,仅仅在睡觉前和早上起床时检测时间。如此要求是为了使在治疗中及之后收集的数据与基线周的数据之间具有可比性。如果使用活动记录仪,患者应该也记得在熄灯和开灯时注明事件标记。

处理患者的问题并强调阻抗

治疗在这点上会出现很多的问题和阻抗,患者最常见关注的问题是这样一个事实,即治疗并不能立刻开始,以下这个对话强调了这个问题。

对话#5：为什么我不能立刻开始治疗？

患者：从现在到下周期间难道没有什么我能做的以改善我的睡眠？

治疗师：你不仅要理解你要做哪些步骤，而且要知道为什么要这样。今天，我们没有时间提到所有步骤及每一步的合理性，所以我宁愿不给你这些不全面的指引。在下个星期收集的数据对于我们获得有关你睡眠问题的准确图示非常关键，并且它们将有助于指导你的治疗。

也许，用这样的方式能帮助你思考这个问题——假如因为剧烈的头疼你被转介到神经科医师那里。如果他说，“哦！你有头疼，最有可能是和某个皮层的缺血有关，让你吃药……”这会有意义吗？相反，你是否会选择他/她在给你治疗前做一些评估？

患者：肯定的。我不会仅仅因为我的头疼最大可能与某些事情相关就去吃药。我希望在治疗前他能对我的问题给出明确的诊断。

治疗师：同样。我们也需要知道我们要处理什么……

患者：但是难道你不能告诉我一种有帮助的方法吗？

治疗师：正如我说的，我们需要在治疗前对你的睡眠问题做一个更好的评估。所以我们需要等待。我们需要等待的原因至少有两个。

第一，我们要做的一些事并不是显而易见的，一些情况下，我们所做的完全与直觉相反。我们需要有时间去谈论这些事，需要时间去确保你能理解“为什么，在哪里和什么时候”。理解这些使我们要做的事变得更容易。所以我不想在确保你完全上轨道之前就冒进。

第二，如果现在给你一个方法而你却没有正确的去做或者这个方法本身并没有产生太多的作用，那么它将产生更多的阻碍，当它整合到你整个治疗计划中时会削减你执行的意志。

所以……相信我，我们能提供给你的不仅仅是一系列的步骤，还要先让你对于为什么要执行这些步骤，它们如何起作用，以及要多长时间起作用有基本的了解。此后，我们才进入治疗作用会更大。

设置每周的日程

下次晤谈时设置患者的期待。确保让他/她知道下一阶段首要的任务（随后的全部章节）是对睡眠日记数据进行回顾，并采用系统的和数据驱动的方式跟踪患者的进度。

对话#6：设置每周日常事项的期待

治疗师：下周你来的第一件事就是我们一起去回顾你的睡眠日记数据。这个计划将是你到达门口，坐下，开始读数据。我的工作是计算你每周的平均值，并开始绘图，这个图用于跟进你的进程。我知道这听起来有种“唯利是图”或过分商业化……但和这些数据同样重要的是……你能理解我们提供的这种治疗是基于你提供的数据——这种治疗是“数据驱动”的。我相信一旦我们进入治疗的显著变化阶段，你将重视这个方法。大多数人是这样的。所以我会在下周见你，如果你本周有什么问题，特别是关系日记的问题，请随时打我电话或给我发邮件。

第二次晤谈：治疗的开始（60~120分钟）

任务
总结和图示睡眠日记
确定治疗计划
回顾睡眠日记数据："不匹配"的部分
介绍失眠的行为模式
设定睡眠限制和刺激控制
设定计划（TIB和TOB）
设定策略
如何在设定的时间里保持清醒
在入睡后觉醒时间里做些什么

这次晤谈的主要目标

1. 回顾数据及确认失眠的认知行为治疗的指征。

2. 选择治疗形式。

如果患者选择失眠的认知行为治疗：

3. 建立睡眠限制疗法和刺激控制疗法的基本原理。

4. 描述睡眠限制疗法和刺激控制疗法的方法及它们的效果，并提供关于这个计划的概况。

5. 获得患者对这个计划的承诺——一周一次。

要提前向患者解释这个阶段是8个阶段中最细致最困难的，因为它需要较多的教导和劝说。相当多的时间要花在让患者自己总结哪些是教训。于是，这节的大部分内容用在给出对文本的解释及治疗者与患者的对话实例。至于后者（正如这本书其他部分表明的那样），这些对话并不意味着是那些需要照字面一样的剧本（如要记住台词），但却是一些关于如何传递需要的信息及可能成为患者的"对应物"的内容。

总结并图示睡眠日记

正如所有发生在办公室的临床访谈，这个阶段以回顾睡眠日记开始。当临床工作者能很轻松拿到患者的日记，并算出平均值，患者能大声地读出数据，我们会感觉到这个过程合作的更好。为了专注于一些反映某个特定夜晚的扼要重述数据，可以让患者读每个睡眠连续性参数的数据（列）与一个特定夜晚的数据相对应（行）。计算睡眠潜伏期、入睡后觉醒时间、总睡眠时间、在床时间的平均值。睡眠效率及平均上床时间（time to bed，TTB）及起床时间（time out of bed，TOB）也要计算。至于后两个变量，计算时间最容易的方法就是把它们转化成按标准固定值逝去的时间。例如，TTB代表从午夜流逝的时间（10pm=-120分钟，3am=+180分钟）和TOB代表从7am流逝的时间（10am=+180分钟，3am=-240分钟），这些方法的好处在于能够计算平均值、偏差和时间范围，并且转化回时钟时间相对容易。然而，因为这些计算对一些患者很难，所以最好是让临床工作者给他们一些谈话，并确保日记里有闹钟时间和"偏差时间"（请见附件6）。

一旦数据总结出来，临床工作者应该画出基线值（见第3章中的"临床图表"），做出关于失眠的认知行为治疗能否适合患者的最后判断。这个过程的第一步（正如在表4.1里的总结）就是利用睡眠日记的数据来判断是否展现出的问题适合用失眠的认知行为治疗，所以首先要回答的问题是：

- 平均来说，患者的睡眠潜伏期或入睡后觉醒时间每晚要大于30分钟吗？
- 平均来说，患者的睡眠效率要低于90%吗？

注意这个判断不是基于诊断与治疗间的相配，而是基于表现出的症状和治疗间的匹配。也就是说，患者是否表现出适合失眠的认知行为治疗的行为成分，其目标是"不适宜的行为（通过低睡眠效率反映出来）"？

如果患者适宜应用失眠的认知行为治疗，下一个问题就是患者适合三个治疗模式中的哪一个。患者在前面的章节里已获得有关这些方法的信息。大部分患者选择失眠的认知行为治疗基于以下两个原因之一。第一，他们已接受催眠或有镇静作用的抗抑郁药，并且亲身体会到这些药可以产生短期的正性作用，但也有副作用、依赖性、耐受性和需要长期使用才能获得临床疗效的风险。第二，患者似乎有种直觉，有些非原发成分维系他的失眠，并且失眠的认知行为治疗也许会让他们最终"了解失眠的原因"。

对于倾向于药物的患者，允许他们这样选择也许最好，至少短期有效。让一个喜欢服药的患者投入失眠的认知行为治疗可能会导致一个糟糕的治疗结果。患者的合作水平需要一个成功的干预。通过允许患者的自主性，临床工作者提供了一个机会使患者可能在将来的某个时间里自主选择失眠的认知行为治疗。对选择失眠的认知行为治疗的患者，第一步就是用患者自己的数据去证明一些原则，这些原则是行为观点的基础。

回顾睡眠日记数据——“不匹配”

当和患者回顾睡眠日记时，平均总睡眠时间和在床时间的计算提供了唯一的机会去确认几个关键点中的首要一点：总睡眠时间与在床时间存在不匹配。这意味着患者用可能难以启动的、片段和浅的睡眠去换取更多睡眠的可能性。另外一点是让患者一开始就注意到当他们是醒着的时候，他们也倾向于待在床上，因为她/他正“等着入睡”或认为“躺在床上至少是休息”。

对话#7：讨论在床时间和总睡眠时间的“不匹配”

治疗师：在上周的进程中，你每晚平均睡了5.5个小时。这就是说，在这个平均数周围有一些明显的变异。这些变异的发生也许有很多原因：

- 你在前一晚上的睡眠如何，再则
- 在这一天里，你暴露在光亮处的时间有多长，再则
- 你吃些什么及什么时候吃，再则
- 一天中你是否有锻炼，或者晚上你有没有沐浴，再则
- 你持续醒来的时间有多长
- 等等

可以确定的是，平均来讲，你能“产生”5.5个小时的睡眠。这个数字的一个意义就是它代表着你的“睡眠能力”，也就是你能产生的平均睡眠数量。

你的睡眠日记里还有一点很明显，至少在上周里，你每天花了7个小时在床上。

好的，这就有个问题：如果你能产生5.5个小时的睡眠，为什么你要在床上躺7个小时呢？

患者：如果我花了越多的时间在床上，那么我会获得更多的睡眠。

治疗师：一般来讲都有用吗？

患者：不，有时管用。

治疗师：好的，但是大部分时间这样做没用，因为你仍然有睡眠问题。对吗？

患者：是的。但是有时候这样会更好。

治疗师：好的。但有时这更糟。你因为又是一个无眠之夜而烦躁。

患者: 有时。但有时这是一种休息。休息总比什么都没有的好,不是吗?

治疗师: 让我们一起来看看这种方式。当你醒着躺在床上,三分之一的时间里你会得到更多的睡眠(顺便提一句,我对此有所怀疑,但因为讨论的需要我姑且同意这个说法),三分之一的时间你至少"得到一些休息",而三分之一的时间你躺在床上烦恼或至少"不能不去想东西"。

这个底线就是,假如睡眠是你所追求的,你用70%失败的概率换取了30%成功的概率。这听上去会是一个好的赌注吗?

患者: 当你这么说时,我觉得不好。

治疗师: 好的。让我们花点时间来讨论一下"延长睡眠时间"(即躺在床上更长的时间希望自己获得更多的睡眠)的结果和"躺在床上"等待睡眠的结果。

介绍失眠的行为模式

毫无疑问,临床工作者认为这个模式是有价值的,但和患者一同分享这一观点仍然是很重要的。向患者展示这个观点即允许临床工作者向他/她证实失眠有它"自己的生命节律"。这会帮助患者明白为什么干预有意义,并且可能增加依从性。

当展示行为模式时,临床工作者应该从细节开始,并在一个干净的黑板上画出模式图(或者提供一些手稿或在电脑屏幕上展示一个幻灯)。图示将会使治疗进程减慢从而能使患者能更好理解这个模式。一旦这个模式画在黑板上,临床工作者将要花时间把它运用到个人的案例里,并应用这个平台向患者演绎出哪些行为干预措施可能会有用。接下来的对话会作为一个关于这个模式如何被用于介绍和"出售"睡眠限制治疗和刺激控制治疗的例子。

对话#8:讨论易感因素、诱因及维持因素

治疗师: 现在我已经和你分享了一般的模式,让我们再花些时间看看如何将这个模式应用到你身上。对于易感因素,我认为似乎有些事情可以应用:

- 也许存在一些遗传易感因素,如你的妈妈有长期失眠的问题。
- 也许存在一个生物易感因素,假定你更容易受惊吓或者身体敏感。
- 也许存在一些心理易感因素,假定你倾向于"过度思索问题"和担忧。

● 也许存在一些社会易感因素，如你倾向于比你想要的上床时间更早，从而使你和你的配偶能同时上床。

至于诱因，外出工作会晤很明显对你来说是有压力的，也许这个事件说明了失眠是如何开始的。

最后，也是最重要的，你看上去也加入了几个行为因素，我们认为这几个因素对你的失眠起到“维持”的作用。你能举出几个你所采用的行为因素吗？

患者： 你的意思是比如我上床太早了，起床太晚了（无论什么时候我能），不管什么事都在床上做，并且大量饮酒以便晚上易于入睡？

治疗师： 对。让我们花点时间看看这些行为，也许能让你更好地理解，为什么这些应对方法对于短期解决问题似乎是最好的办法，但却导致了严重的、长期的后果。

毫无疑问当失眠急性发生时，早些上床和（或）晚些起床确实会让一个人恢复一些“失去的睡眠”，并且让人在紧接的一天里感觉更好。

这个方法的问题在于睡眠至少部分是自主调节的。意思是指，当你醒着时，压力在增加——睡眠的压力。你醒的时间越长，接下来晚上的睡眠压力就越大。如果你已经存在入睡的问题，早上床及晚起床将会减少接下来一晚的睡眠压力。所以，你采取这个方法的第一晚也许会感觉好些，但你随后的晚上出现入睡困难的可能性会更大。不难看出这个如何成为一种循环。睡眠差，扩大睡眠机会，扩大睡眠机会，睡眠越差。

但是这个循环不是唯一的问题。当你不能睡时会做些什么呢？

患者： 待在床上设法入睡。

治疗师： 好的。第一，“待在床上”和“设法入睡”都有负面结果。无意识是很困难的事。事实上是不可能的，努力地这样做是困难和烦人的。第二，也许最重要的，这个在床上醒着和在床上挫败和（或）烦恼着与床、卧室、睡眠时间等重复地配对是个大问题。

患者； 这是？

治疗师： 让我这样说吧，描述你一天的最后几个小时，描述一个典型的夜晚。

患者： 我经常在沙发上睡着，即使我设法在看电视时保持清醒。然后，我会直接回到卧室。有时我甚至不刷牙因为我害怕会错失入睡的良机。上床后，十有八九我会完全醒来。

治疗师：好的。你突然醒来是因为……？

患者：哦，也许因为我走到卧室太快了或者我开始思考明天我不得不做些什么而不是设法入睡。

治疗师：我知道它确实像是这样，但是也许与走得快、刷或不刷牙无关。也许是其他的什么。

患者：像什么？

治疗师：嗯，我想起一个比方。如果我是个单身汉，我要去哪儿吃晚餐呢？

患者：餐厅。

治疗师：当我在家时，我在哪儿吃晚餐？

患者：电视机前。

治疗师：对，当我在周日观看一个大型赛事，即使在一顿丰盛的午餐后，你能想象当我在电视机前坐上一会儿后会发生什么？

患者：你感到饿了？

治疗师：是的。但这不关饥饿的事。它是关于把饥饿和看电视反复配对起来。这就是所谓的经典条件反射。你能看到这是如何反映在你的状况中吗？在你的状况中，你花了大量的时间在床上醒着、在床上感受到挫败、在床上警惕等。

患者：所以你是说当我走到房间并突然醒过来，就像是你在电视机前突然饿了一样。你指的这就是一个条件反射的例子。

治疗师：是的。所以这就是我们发现我们自己问题的地方。我们需要找到一个方式去确保你能很快入睡并在晚上保持睡眠。我们也需要确保当你醒着的时候，你没在床上或卧室。让我们依次思考每一点。

设定计划

行为模式的回顾是教导式和苏格拉底式的结合，计划能按其中任意一种方式去设定。我们倾向于苏格拉底式的，因为我们相信患者更可能坚持那些非强制性而是由他们内在逻辑（自由而巧妙地被临床工作者引导）“发现”的原则。

对话#9：设置睡眠限制和刺激控制

治疗师：在我们谈起“睡眠压力”之前，当你有很好的意向要做些事情来减少睡眠压力，这些事情会是什么，你能猜到我们应该要做些什么？

患者：你谈到我早上床和晚起床，所以我应该停止这样做。

治疗师：是的。但是我们的方法更为系统，这个方法考虑到你的“睡眠能力”和“刺激睡眠的泵”。

这是我的意思。你每周如果按时上班需要几点起床？

患者：早晨6：00。

治疗师：好的。早晨6：00。假如你每晚平均睡5个半小时，你需要6：00起床的话，那么如果你想要自己的睡眠能力与睡眠机会相匹配，你认为设定什么时间上床合适呢？

患者：凌晨0：30。

治疗师：好的。但是正如我们早先讨论的，我们不仅仅处理你身体产生的与你的需要相匹配的问题，我们也在处理一个伴随条件刺激的条件反射。所以你猜在采纳这个新的睡眠计划的头几个晚上也许会发生什么？

患者：我仍然可能会花上很长时间入睡，所以我会得不到5个半小时的睡眠。

治疗师：好的。但这种情况下，如果你没有任何弥补的话，这周可能会发生什么？

患者：我将像一辆脱轨的火车。

治疗师：白天的时候你也许会比平时感觉更糟，我们需要谈论这个，并为此做计划，但是现在让我们停留在晚上的结果。过了在床上非常困的几天，你将发现你非常容易入睡，而这个是我们的目标：给你容易入睡的体验。

更值得一提的是，当发现自己在床上不能睡着时，你应该做些什么？这种情况下你通常做些什么？你躺在那里，感到苦恼，并且你完全清醒。

患者：有时我仅仅待在床上，你知道很温暖、很舒适。有时我起床看看电视。

治疗师：好的。但是当你躺在床上，你希望会发生什么？

患者：我能入睡。

治疗师：好的。从你的睡眠日记里我们能看到，当你希望入睡时，你每晚平均有45分钟醒着。记住几分钟前，我们谈论到当你感觉在沙发上睡着之后，你又到卧室里，发生了什么？

患者：是的，我再次醒来。

治疗师：是的，这会发生是因为……

患者: 我花了太多时间在床上醒着。

治疗师: 是的。所以我们想让你避免这种情况。我们想确定你在床上或在卧室里仅仅是当你十分困或睡着时。

患者: 所以当我中途醒来,最好采用其他策略——起来看电视?

治疗师: 是的。你的本能在过去和现在都是好的。但是让我问你一个问题,当你在沙发上感到困倦时,你会做什么?

患者: 通常在沙发上睡一会儿。至少我能在沙发上榨取一些睡眠时间。

治疗师: 是的。但不幸的是,这是一种错失机会的举动,错失把睡眠和睡觉与床和卧室联系起来的机会。明白我的意思吗?

患者: 但是如果我设法在卧室里睡眠时我就醒了。

治疗师: 是的。我知道。我们谈到过这个。所以如果这样的情况发生,你认为你要做些什么?

患者: 你在开玩笑吗? 你想让我起来又回到沙发那儿去?

治疗师: 对。

患者: 在开始的几个晚上我会像个悠悠球。

治疗师: 是的。但是这仅是很短的时间,如果你继续保持清醒离开床,最后会发生什么呢?

患者: 我猜最后我会很困,当我上床后会入睡。

治疗师: 是的。所以这里有一些重要规则: 每次你要么在床上很快入睡,要么就离开床。

在这点上,患者通常会有阻抗。患者对刺激控制产生阻抗的表达方式通常会是论证“在床上休息比完全清醒要好”。认真仔细地向患者解释为什么不是这样。

对话#10:为什么我不能至少在床上休息?

患者: 好的,我想我能明白你们谈到的条件反射,但我常想,如果我待在床上,至少能获得一些休息。这难道不是件好事吗?

治疗师: 我很高兴你提出来。我们认为睡眠至少有三个功能。其中的两个功能都是关于是否“躺在床上就是休息。”

一个是保存能量,另一个是使身体恢复和充满活力。我同意你说躺在床上是一种休息——正如睡眠一样是在积蓄能量。即使这样(对此我持怀疑态度)——你仍在将环境设置为适应不良的条件反射(你知道,把床、卧室等与清醒、苦恼等配对),并且你会错过睡眠恢复。

患者: 也许吧,不过不管怎样我都会错过睡眠恢复的机会。所以也许还不如休息。

治疗师: 好的。你在用休息交换"解决失眠"的机会。我们讨论的是哪种休息呢?不考虑有一半的时间不是在真正的休息,因为你心烦意乱、苦恼,并且关注那些"迷迷糊糊和舒适的"却又很少的时刻,这些对于"休息"来说也许也没什么更多的价值。

问你个问题:你会接受一个人处于被麻醉的状态(无意识并且不能动)至少也和不能入睡时躺在床上一样是一种休息吗?

患者: 我会这么想。

治疗师: 好的,有个有趣的研究,当睡眠被麻醉代替时,如果受试对象在下一个晚上被允许正常睡眠,会出现一种形式的睡眠,如同他们的整个睡眠被剥夺了一样。这表明了不动及这种形式的无意识不能成为睡眠的替代,并且明显不能很好的休息。

所以,更好的对策就是放弃"休息",当你不能睡着时,利用这个时间致力于消除失眠。

患者: 我想可以。

治疗师: 我刚刚不经意地给你举了一个以短期利益换长期利益的例子。现在让我更明确地来强调这点。我画个图给你看我的意思,因为缺乏更好的表达形式,我们称这个机制为"剪裁者"(图4.2)。

治疗师: 我们刚谈论的方案里,休息代表曲线的这一段。为了讨论方便,我同意你躺在床上可以得到一些好处并获得"休息"。但是正如曲线展示的那样,这是个短期的获益。长期来看,存在一种付出,这种付出即失眠会在很长时间内被强化。你能想到另一个适合"等式"这一边的例子吗?

患者: 一两个糟糕的晚上后我可能早点上床。

治疗师: 是的。为什么要做这样的权衡?

患者: 我可能晚上更易入睡,这很好。但是如果依照你所说,我得到的睡眠量是固定的,那么我就会有可能在睡眠中间醒来。

治疗师: 是的。

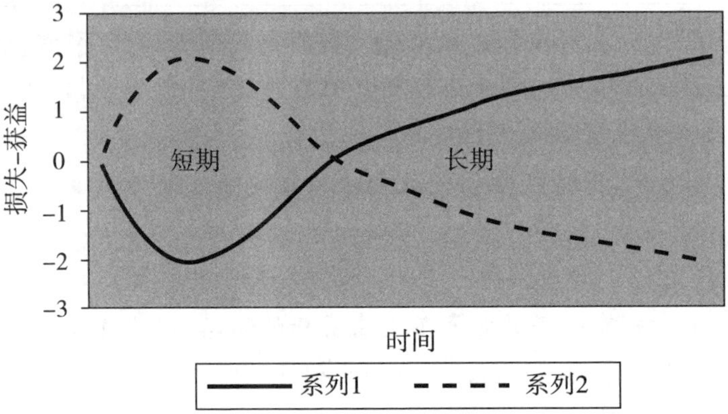

图4.2 “剪裁者”

设定策略

首要的目的是完全确定患者明白这个处方以及制定一个计划去防止患者在实践睡眠限制和刺激控制时的活动，以及患者对治疗开始一两周的疲倦及睡眠水平的担心。

对话#11：确定患者能理解“去做”列表

治疗师：现在让我们花些时间来讨论接下来几周需要做什么，以便我们能在短期内“消除失眠”，而从长远来说，可以建立去除条件反射的可能性。我要求你去做的是什么事情呢？

患者：我需要每晚同一时间上床睡觉，每天同一时间起床。如果我有入睡困难，或者晚上中途醒来，我需要起床。

治疗师：好的，那么你如何知道什么时间该起床呢？

患者：哦，大约半小时过去，对吗？

治疗师：不是。这对疲倦没有缓解。这时你意识到“我醒着”或感到苦恼，你要从这种状态出来。

患者：这个难道不意味着我会获得更少的睡眠？我会像列脱轨的火车。

治疗师：有趣的是，上次你用了同样的表达。这就是，如果你真的按推荐的刺激控制去做的话，“你将会是列脱轨的火车”。有趣的是，你没有说你会成为“失事的飞机”。

患者：这无关乎表达。

治疗师: 我知道。但是我认为我们不说"失事的飞机"而是说"脱轨的火车"的一个原因是,我们想要暗指"灾难",但是人还活着。所以我很高兴你感到去实践刺激控制仅仅会让你是"脱轨的火车",我猜你的感觉是"还活着"。

患者: 好的。在很短的时间里会是活的。

治疗师: 是的,短时间里会很难。但是不久你的身体会重回轨道。这又是一个裁剪。短期牺牲以获得长期的收益。还有什么是需要我们在下几次去做的?

患者: 听上去像是发生在我身上的所有事。

治疗师: 差不多。你需要什么时间上床以及什么时间起床?为什么?

患者: 我需要凌晨0:30上床,早晨6:00起床。

治疗师: 对了,为什么呢?难道这不意味着你要比平时少睡吗,特别在开始的几天里?为什么我们做这样荒唐的事?我的意思是,毕竟,你来了并且说,"我不能入睡,并且不能保持睡眠状态。"而实际上,我会说,"那么不用睡",更确切地说,"好的——睡少点。"这是荒唐的——还是不?

患者: 当然这是荒唐的。但是你已经说了想去"激发起这个泵"。你想利用我的失眠去帮助我入睡快点,维持更长时间的睡眠。

治疗师: 是的。如果我们成功地把床和卧室与快入睡和在"这个过程"中保持长的睡眠状态重复配对。我们相信会发生什么呢?

患者: 最后我的失眠会消失。

治疗师: 是的,失眠就会被去条件化了。

患者: 对,很好。所以这些天白天我会感到痛苦,晚上会感到烦恼,但是这可以接受,这是一个裁剪,短时间的牺牲换回长期的获益。

治疗师: 是的。但是我不确定这是否是一种受罪和牺牲,至少不完全是这样。所以让我们考虑一下当你晚上不能入睡时能做什么事,有趣的和你喜欢做的事。在下几周里你会去做这些事,但仅仅在你不能入睡或不能维持睡眠的时候去做。

真正的时间应该花在与患者一起制定一个综合列表上,并且强调一个概念即时间花在觉醒中是一种积极的体验。明确说明这点基于至少两个原因。第一,如果活动是有趣的,患者更可能参与到刺激控制实践中。第二,有了积极体验将促进认知上的变换,以致患者的目标从"设法睡着或回去睡觉"的目标转变到

“如何去享受他们醒着的时间”。这也许有助于减轻与睡眠起始及维持相关的预期焦虑和(或)焦虑表现。

一种帮助患者享受他们觉醒时光的方法就是列一张关于他们想看的电影或喜欢的名著的列表。有了这样的表,可以安排一周的租金“仅仅在晚上的时候”使用。无论是电影、游戏、书或嗜好也好,重要的是这些事需要提前想好而不是让患者夜间醒来时去思考。

对话#12:如果我很享受熬夜会发生什么呢?

患者:如果我沉浸在我的活动中会发生什么?难道不又增加我失眠的机会了吗,比如我可能会整个晚上熬夜!

治疗师:很高兴你问这个问题。可能你真的会被你所做的吸引并且整晚的大部分时间里都不睡。但是记住我们的计划不是安顿你的今晚,而是在长期的时间里带来变化。所以如果你坚持计划,你的睡眠会怎样好起来呢?

患者:我会筋疲力尽,但我猜想我迟早能睡得好。但这些天白天我会像是一列脱轨的火车,我不确定能经受得住这个。

处理白天过度嗜睡

同样的,真正的时间需要花在这儿。患者担心的是他/她可能会在工作中或工作的途中有发生意外和受伤的风险吗? Epworth嗜睡量表的数据能表明一个人会因为白天过度的嗜睡处于风险中吗?如果是这样,临床工作者应该思考四种可能。第一,开始的睡眠限制(一周的头3~5天)可否在一个周末或更长的周末实施?第二,整个睡眠限制的第一周可否有时间给予休假或留有一些时间自由安排?第三,考虑将睡眠压缩作为睡眠限制疗法的另一选择。第四,患者适合刺激治疗(适合莫达非尼、哌甲酯)吗?这个方法仅在最近被评估,但似乎是有希望处理这个问题的方法[57]。

调整患者对糟糕睡眠的可怕后果的关注(通过预处理白天过度嗜睡症、在安全的时间段内制定睡眠限制疗法计划或更改治疗本身来调整患者的关注)的一个缺点是可能破坏了治疗细致的一面。如果患者认为状况(使用上述调整方法后)“安全”,这将消除评估他们对睡眠损失会导致灾难后果这种恐惧的真实性的机会。这会留下一颗焦虑的种子,针对(没有使用上述调整方法下)治疗未能配合或不能推广到真实情况。这点很重要,临床工作者必须在这个特定的认知行为因素的有利方面和患者明确的担心和躯体健康之间取得平衡。

关于睡眠限制实践的最后一点。需要制定一个关于患者如何保持觉醒直到指定的时间（规定的上床时间）的计划。作为已经在之前的一段对话中举到的例子，患者经常在一天的最后一两个小时在沙发上小睡。患者经常小睡可能会促成患者的睡眠起始问题（因为睡眠平衡的紊乱），并且一定会削弱推迟上床时间的价值。这次晤谈的问题为这个计划是否需要是前摄的或反应性的。要讨论一下是否根据数据，可以更好地判断存在哪样的问题，或者是企图先验地去处理问题。不论在哪个计划中，临床工作者都应该确保患者的依从性，以便对这个问题能给予未来的评估。

最后关于刺激控制的实践。当对“不睡觉时过于忙碌”没有限制时，患者也许会进行一些有反效果的或促发其他问题的行为。其中一个问题是有关光线暴露。晚上甚至很暗的光线也可以导致阶段倒退[60,62]。这也许反过来加重了失眠甚至可能会成为原发性失眠新的维持因素。另一个问题是关于晚间饮食的问题，应当避免饮食，因为它会强化你晚上醒来的倾向和（或）可能导致不需要的体重增加。晚上大量的喝液体，特别是酒，也许会导致反弹性失眠、睡中醒来的惯性（缺乏对觉醒的警觉）和（或）额外酒精消耗的问题。最后，运动是一天中很好的一件事，也可能会导致晚上入睡和重新入睡的问题，特别在热衷于“让自己筋疲力尽”的情况下。

第三次晤谈：睡眠滴定和睡眠卫生（45~60分钟）

任务
总结和图示睡眠日记
评估治疗获益和依从性
判断向上滴定是被允许的
回顾睡眠卫生

这次晤谈的主要目标

1. 回顾数据并证实有向上滴定的指征。
2. 评估治疗效果及依从性。依从性不好的情况下，关注这节的内容。
3. 为患者的睡眠计划做一个调整：

- 在积极的临床获益下（睡眠效率 > 90%），增加对总睡眠机会的滴定。
- 在没有或边界获益下（睡眠效率在85%~90%之间），维持计划并向患者说明理论依据。
- 如果是负性的效果（睡眠效率 < 85%），减少对总睡眠机会的滴定并向患者说明理论依据。

4. 回顾睡眠卫生及为患者制定合适的处方。
5. 继续保证患者对方案的支持。

总结和图示睡眠日记

正如在办公室里的临床访谈，这节以对睡眠日记的回顾开始，并图示每周平均值。在计算每周平均值之前，治疗师应当手工计算每一个在床时间和总睡眠时间变量。这个练习/活动是用于证明患者是否根据说明去遵守约定。不幸的是，经常出现的情况是，即使一些患者已经接受过训练，他们对所有三个标准的睡眠持续变量仍然给予的是“粗略的估计”。如果是这种情况，这次晤谈的开始需要特别集中在严格按照指示要求完成日记的必要性上。

对话#13：证实总睡眠时间是计算出的而不是估计的
治疗师：你也许会奇怪为什么我要这么麻烦去“重新检查”你的计算。

> 我这样做是确定你能正确计算出每次的在床时间和总睡眠时间。通过仔细检查你的日记,可以很明显看出你花了时间细心去填写。唯一的错误是总睡眠时间的值,像是你估计出来的。以后,要记着总睡眠时间条目需要与其他条目一致。
>
> 请记着这是计算出来的变量。花些时间从总的在床时间减去你的睡眠起始潜伏时期和你睡眠起始后的觉醒时间可以计算出总睡眠时间。依照这个方法你的总睡眠时间会一直反映出你估计的其他数据。在开始今天的计划前,先让我们纠正这些数字。

一旦验证了所有的日记变量,便可计算每周平均值。睡眠效率和总睡眠时间这两个变量是首要的。如果成人患者显示出每周平均小于90%的睡眠效率(允许一些老年患者出现<85%的睡眠效率),表明对睡眠限制和(或)对刺激控制治疗没有一个充分的反应。图上缺乏明显的总睡眠时间下降提示患者没有依从治疗建议。还有一个更具体的评估依从性的方法就是从睡眠日记中采纳信息来做出不依从的正规评估。

不依从

睡眠日记的数据可用于计算由已知的每周规定提供的不依从性。这个可以通过不同的方式完成[63]。一种方式是基于这样一个事实:"在床时间"和"不在床的时间"已被规定,并且有一个对在床上保持清醒或在8周治疗期间小睡的较为绝对的禁令。这些参数可与每周日记里汇报的参数相比较。在这本手册里,这个指的是计划规定的时间与汇报时间之间的差异(以分钟计算)。所有的数据都可以在睡眠日记里获得,提供的有规定的上床时间和规定的起床时间,和一个被加到标准的规章中的附加测量值:起床时间(TOB)。

例如,如果患者的"上床时间"设在午夜,他们的"起床时间"设在早晨6点,患者在指定的日子里汇报:

- 晚上11：30上床。
- 60分钟的入睡后觉醒时间。
- 30分钟的"晚上起床时间"。
- 起床时间为早晨6：30,小睡30分钟。

然后依从性的测量为将指定那天偏离规定时间的分钟数总和与平均120分

钟的不依从性相比较。这些变量像睡眠持续时间一样，平均后代表着每周的平均非依从性。尽管在测量非依从性的构成方面还没有正式的标准，但是一个"基本原则"为平均每天30分钟或更多。

如果在治疗的第一周睡眠日记数据显示没有明显的临床获益，并在依从性测量中得到充分证据知道患者没有遵守睡眠限制治疗和（或）刺激控制治疗法，这个问题将取代所有其他需要考虑的事。这时需要完全专注于什么因素阻止患者的依从。这时会专注于患者保持依从的努力或延缓或间断治疗的决定。通常，非依从性以三种形式之一出现：患者想做但不能确信她/他能这样做、仅仅是做不了和不想这么做。

"想但不能"

晤谈中，我们经常可以看到这样的例子，患者完全同意这个治疗理念，但发现当他们试图去延迟睡眠时间或在夜晚醒来后离开卧室时，他们"不能做他们要做的"。正如成瘾那样，整个自我劝阻的过程似乎发生了。例如：

"今晚就算了，明晚我们再开始"。

"我真的感到困了。我知道我应该起来，但也许我能'抓住这一刻'因为我太困了"。

"床上太暖和、太舒服了，如果我晚上起来，寒冷会让我彻底醒来"。

很明显，对于这些想法过程需要给予更多的认知治疗。患者可以重新回顾短期牺牲与长期获益之间的关系（图4.2），或用不同的启发式思维攻击这种偏离的认知。

我们的患者对这种不依从形式的态度是基于这种观念（和标语）——"当应该睡眠时醒着是件糟糕的事情"。尽管没有被经验证实，这个概念是因为思维和冲动控制在一天中的夜间被抑制了。这也许是因为负责思维和冲动控制的前额叶是第一个"掉线"的系统（从多导睡眠图中可以看出），是最容易被疲劳和睡眠抑制的系统，也是最容易受生理节律变化影响的系统。关于最后一点，可能是前额叶功能在晚上被抑制，无论是在睡眠、疲惫或是睡眠剥夺的情况下，所以他们最需要去实践睡眠限制和刺激控制的时候，也许经常会受"不合理逻辑"或"理由缺失的动机"的影响。以这种方式构成这种非依从性也许有使患者更加顺从的作用，因为他们的不依从"不是他们的错"。实际上，他们的不依从是可以理解的。如果患者知道对非依从性的易感性有一个生物学的基础，这也许会反复削弱或增强患者的警惕性（即重复致力于"自我劝阻"——"我不需要起床，是因为……”)。

“仅仅是不能”

这个例子中，患者表现出已经“接受这个模式”，但是没有详尽说明她/他对规定的遵守情况；相反，患者汇报她/他仅仅是不能保持清醒直到约定的时间或夜间醒来时不能离开床。

在这种情况下，可能是时候让治疗师精心制定一个计划以帮助患者坚持依从。某些策略可能有助于让患者遵守延迟上床时期的规定（即保持清醒直到给定的时间），这个可能性包括以下无危险的干预：

- 在晚上最后的1~3小时期间避免仰卧和侧卧位。
- 计划晚上时间身体的活动。
- 对四肢或腰背部进行冷敷。

更有干预性的策略，需要更加小心和更多的经验，包括：

- 晚上暴露在强光下。
- 晚间小心使用咖啡因。
- 使用兴奋物质（莫达非尼和哌甲酯）。

这些策略，尽管可能有效，但也冒着恶化原有问题或引起潜在新问题的风险。

让患者坚持治疗的刺激控制成分会有更多的挑战。抛开前面提到的认知干预（基于“剪裁者”或“合理睡眠”概念的劝导）和行为增强策略（仅在实施刺激控制时进行有趣的活动），没有方法可以帮助患者增强这方面治疗的依从性。一个例外就是早晨使用刺激物可以在很大程度上阻碍刺激控制的负性结果，从而促进更好的依从。

另一个可能性就是考虑评估什么程度的睡眠状态的错误知觉（主观–客观的矛盾）是出现失眠的特征。这点很重要，因为可能感觉因素对患者睡眠持续性的基线自我汇报测量比“实际的”睡眠起始或维持问题更有影响力。如果是这种情况，针对他们汇报的平均值缩减患者的睡眠也许会导致比通常紧急应用睡眠限制疗法出现更多的睡眠损失，予以患者太多的睡眠剥夺以致他们真的不能保持清醒直到他们规定的时间。如果在基线期使用活动记录仪，就能直接评估这个问题。如果活动记录仪在基线期没有使用，并且能够使用，可以考虑在第二周获取睡眠日记和活动记录仪数据。这将允许评估患者报告的总睡眠时间和客观测量的总睡眠时间之间是否有实质性差异。

“不想做”

这种情况，患者就是“不认可”这个模式。给临床工作者提出的问题就是“如何提供额外的信息和解说才会有效？”我们对这个问题的方法就是做一些所谓的激怒患者的事；仅仅让她/他得知可以自由地做决定，并且其中的决定之一是不要仅仅在这个时候追求治疗。

对话#14：用认知重建处理非依从性

治疗师： 好的。这儿是我们能发现自己的地方。在这点上，你也知道数据。如果你依照我们设置的生活规律，你可能在短期内得到30%~50%更好的，并且仍然在长时间里得到更好的睡眠。你知道我们要求得到的东西需要一个交替换位——“短期痛苦获得长期的获益”。你似乎已经决定短期痛苦不值得。你当然可以自由地做决定，并且如果这是你想要的，我们就到此为止。也许对我们来说此时不适合去做这个工作，但让我花点时间先了解这点。再告诉我，你失眠有多长时间了。

患者： 5年。

治疗师： 好的。这5年内每晚你都会失眠吗？

患者： 可能没有，更可能是一周5天。

治疗师： 好的。为了方便讨论，我们定为一周3天。所以如果一年有52周（让我们定为50周）并且你已经有一周3天的失眠，那么你每年会有150天的失眠。这等同于在过去的5年里几乎有750个非常可怕的夜晚和白天，听上去对吗？

患者： 我猜是的。

治疗师： 好的。还记得“裁剪”吗？好的，这就是我们要讨论的问题。我要求你用14~21个非常坏的夜晚去避免另外的750个。我认为听上去是件好事，但这是你的选择。我们是再多用一周的时间来尝试或者我们选择结束？请预先知道，停止是可以的。这是你的失眠，如果你想保持，就去保持。所以选择什么呢？14~21天换750天，或者由它去？

不依从问题的另一方面

上几章已经谈到“不坚持”的问题。这就是该对象未得到临床获益并且有不依从的证据。另一些情境（所有的情境都基于对患者服从的假定或证据）是：这个获益已经达到预期（≥90%的睡眠效率）、边缘获益（85%至90%的睡眠效率）

或没有临床获益(<85%)。让我们逐个来考虑这些。

>90%的睡眠效率

当然这是个理想状态。对于这个情况,上床的限定时间处于提前15分钟的阶段,允许将总睡眠时间潜在地升高滴定到15分钟。这个基于Spielman方法的增值,也许对一些患者似乎微不足道(对一些临床工作者也是如此)。大概,这个增值是最好的,因为会冒较少的突然收获反转的风险。也就是说,在这个事件里没有增加总睡眠时间的患者,如果他/她的总睡眠机会(total sleep opportunity, TSO)增加了,睡眠效率系数的减少就更少可能降到低于构成合理的睡眠效率的水平。例如,如果限定的总睡眠时间是300分钟并且患者的睡眠效率是90%(270分钟),但是总睡眠时间增加到315分钟没有伴随总睡眠时间(270分钟)的相应增加,仍然会产出85%的睡眠效率(270/315)。这没有出现获益反转,即总睡眠时间减少,也就没有必要向下滴定睡眠机会,即缩短睡眠机会。

85%~90%的睡眠效率

这种情况限定的在床时间没有改变,无需增加总睡眠时间的滴定。患者限制总睡眠时间和总睡眠时间都保持原样。在睡眠限制治疗的第一周没有获得最好的结果没有必要引起惊慌。一些患者需要更多睡眠债务的堆积以获得睡眠巩固。如果接下来一周的临床过程仍然保持原样,可能需要做一个重新的评估。在那个时候需要考虑的问题与自我汇报数据的准确性相关(患者完成这个日记是基于事实还是基于他们认为临床工作者找寻的或想看到的),对睡眠状态的错误知觉也许是一个因素,或者一个潜在的内科、精神科或者物质使用因素会阻碍前面的进程。

<85%的睡眠效率

对这种情况如何处理存在一些争议。根据Spieman对睡眠限制疗法的叙述[19],睡眠效率少于85%的情况需要通过进一步增加延迟上床时间的时段来缩减总睡眠时间。根据最初的叙述,我们不清楚这个过程是根据“15分钟原则”继续进行还是用新的平均总睡眠时间重新设置限定在床时间。每一个策略的算法应用都可能是有效的,让临床工作者可以小心地避免在这个情境下,患者将向下滴定理解为“惩罚”。

对话#15：什么……我不得不更多地限制自己？

治疗师：似乎我们没有适当规定睡眠限制的量以至于没有获得我们想要的睡眠效率。在我的经验里，当遇到这种情况时，我会通过重新估算——如果你想的话，重新标定睡眠限制获得成功。

患者：我有个不好的感觉，你要说一些我不想听的事。

治疗师：好的。我知道在这个时候进行进一步限制的想法也许有些困难，像你不能做的或你最不想做的一件事。然而，我担心的是如果我们让你停留在这个水平的睡眠限制，我们可能经过几个星期仍达不到我们的目标。这种情况下，它仅仅延长了你的痛苦，可能无任何获益。如果我们在这个时候进一步限制，它可能会在短时间里引起你更多的不适，但最后它很有可能取得成功。

患者：嗯，"剪裁"。我知道。

治疗师：让我们这样来考虑，想想节食，如果你拒绝一些喜欢的食物（比如说冰激淋和饼干），你是如何感受的？

患者：嗯，我可能会想念那些食物，也许比平时感到饥饿一些。

治疗师：好的。但是你想你会轻多少？

患者：我已这样做了，没有轻很多。

治疗师：好的。所以你必须做什么？

患者：我知道了。我将不得不在这个过程中付出更多的努力。更系统地这样做，像计算卡路里，并计算我需要少吃多少以便减轻体重。确实——我将会更饥饿——但是我会达到目的并可能更快。

治疗师：是的。同样的观念也适用于这里。我们可能错误计算了所需要减少的卡路里数量。再过一周这就很难确认。

所以，这是你的选择。

我们能继续维持，但如果一周或两周后，我们没有进步，你要相信我会推荐进一步的睡眠限制。如果我们现在这样做，在一周左右我们就可以完成这个治疗部分，因为或者你将显示好的进步从而我们能增加你的睡眠数量，或者我们将确认你需要进行另一个策略。

回顾睡眠卫生并且为个体制定方案

这个干预的第一步通常是向患者提供一个手册。按照手册的不同条目进行回顾,并提供解释。表3.1包括了一系列睡眠卫生说明。这个陈述需要提到其他治疗的几个方面将被采用。例如,条目1、2、12和14,一般认为是刺激控制和(或)睡眠限制治疗的部分。

依照对一个患者的睡眠/觉醒行为的分析,睡眠卫生教育是非常有帮助的。这个过程允许临床工作者去展示他们对患者个人环境的理解程度(了解哪个条目做了,哪个没做),和仔细地回顾这些原则,这些在很多情况下太"绝对了"。让我们考虑两个例子:

- 通常,避免咖啡因物质的警告太过绝对。咖啡因饮料可以被用于对抗白天的疲倦(特别是在急性治疗期),并且如果是在正确时间的话,可以确实提升治疗对象的入睡能力。

- 禁止小睡也许不实际。年纪大者或较高工作绩效要求的个体可能确实需要弥补睡眠损失。一个对小睡更周到的办法也许需要考虑小睡的时间,在小睡期,如何处理夜间睡眠。一天中较早时间的小睡将给予夜间的睡眠更多自我平衡的压力。限制小睡的持续时间将允许更少的自我平衡调节,提高人们从小睡当中得到休息的感觉(通过避免从慢波睡眠中醒来并遭受睡眠惯性的影响)。通过这个限制和晚些上床,可以将白天小睡对夜间睡眠的影响降到最小。

最后值得讨论的一点,睡眠卫生教育最重要的方面与其说是从这些"提示"中得到,不如说是从交换本身得到的。一个考虑周到并详尽的回顾可以提高患者对她/他的治疗师及治疗的信心,反过来,这些提高的信心可以使患者对治疗的困难方面表现出更大的依从。

一个管理睡眠卫生的理想程序如下:

1. 给患者一个原则清单,让她/他大声地读出来,一次读一条。
2. 回顾这个"命令"并解释临床实践背后的科学原理。
3. 让患者讨论她/他是如何实施规则的。
4. 让患者在手册后面制定一个项目行动列表(比如买一套新的毛毯、买一个新的窗上用品等)。

治疗师应当保留行动列表的副本以便在下一次晤谈中使用(如回顾以确定是否睡眠卫生行动列表项目被留意)。下面我们给出一个有关各项睡眠卫生条目的医患对话的示范。

对话#16：睡眠卫生之一，内稳态、觉醒时间和运动

患者：1.每天只需要睡到第二天感到消除疲劳，恢复精神。

治疗师：记得我们在第一次谈到的发动内稳态吗？这就是第一个原则的意思。睡眠限制都是关于通过增加你的觉醒和减少你在床时间来巩固睡眠。在睡眠限制开始的几个星期，你应该更放松和确实花更少的时间在床上。

患者：2.每天同一时间起床，一周7天。

治疗师：真正意义上这是一个训练问题。你的身体被训练，学会了什么时候睡什么时候醒。确实按固定计划的闹钟休息和醒来可能导致了条件反射的效果，所以到时你的身体知道"恰好在那个时间"醒来或入睡。

患者：我要永远这样做吗？这意味着我每天不得不使用闹钟，并在周末再也不睡懒觉吗？

治疗师：是的也不是。正如我所说，它是一个训练问题。当你在训练时，这是个严格的制度。一旦你已受训，可以放松一些。

患者：训练需要多长时间？

治疗师：有6到8周的时间你和我"受训"，但保守估计我给出一个1到3个月的计划。当你选择开始在周末睡懒觉时(如果你能维持在治疗期间你取得的成绩)，你需要遵守"游戏规则"。如果你想要多睡一个小时，好的，但你应该在随后一晚推迟一个小时上床的时间。用这种方式你可以保持关于睡眠持续的"压力"的量。一个需要注意的事儿是：在突然和较大地改变睡眠计划时应谨慎考虑。也许4个周末里，每个周末在你的觉醒时间里加15分钟，逐步积累至一个周末多睡一小时懒觉。

从长远来讲，假如你依照这个计划去做，你将很可能在周末睡懒觉。让我们来谈谈闹钟吧，此时，你很可能需要固定地使用闹钟。

以下是使用闹钟的理由。很多人不会因设定闹钟而烦恼，因为他们知道及时起来开始他们的一天。对于那些睡眠好的或喜欢他们睡眠方式的人来说，这是没问题的。对于失眠的人来说，不用闹钟是个问题。对中期和后半夜失眠的人来说这是真的，因为它给了失眠一个适应的功能。也就是说，给予失眠一个目的(任意的目的)将使你更难去摆脱"失眠不完全是件坏事——至少它让我们早晨起来"的想法。使用闹钟使失眠不再适用于这个目的。

患者：3.定期运动。

治疗师：运动可以改变睡眠习惯。虽然尚不清楚是否日间运动能导致一个人更快入睡或保持较长时间的睡眠(实际上，数据提供的证据好像是运动不是以这个方式起作用的)，我们确定它改变了"睡眠建构"。从根本上讲，运动使人快速进入深睡眠(第3和第4阶段)并且促进更强烈的和(或)更多的深睡眠。两者都可能是好事。

这也许是个理想状态，画一个睡眠结构图在干净的黑板上，谈论睡眠阶段和不同睡眠阶段的特征和一般认定的功能。这样的展示可能很有意思，将提供患者对她/他失眠相关因素的理解，反过来会提高依从性。

对话#17：睡眠卫生之二，运动的另一面和卧室环境

治疗师：有趣的是，起作用的也许不是运动本身，而是在运动时身体温度的改变。这个观点认为当身体温度增加时，一个人躺下来睡觉时发生的情绪缓和以一种更激进的方式发生了，并且这个现象也许和促进慢波睡眠有关。基于这个观点，运动之外有什么可以用于增加身体的温度的呢？

患者：热水澡或坐在热水浴盆里。

治疗师：是的，有一系列研究表明上床前进行1.5~2小时适当的热水浴，会像有氧运动一样产生同样的睡眠效应。另外，上床前的例行仪式也是个好事情——部分是因为我们前几分钟里探讨的暗示作用，部分是给你自己一些时间去减压和"自白天进入睡眠"，这可能帮助你入睡。

患者：4.确保你的卧室是舒适的，没有光和噪声。

治疗师：这有几个问题。人们认为低噪声或光线不会影响他们入睡或引起觉醒。这个也许在十几到二十几岁时确实是真的。但不幸的是，当一个人变老时，这些事情也许对睡眠有深远的破坏性。坦白地说，甚至当人们汇报这些对他们不是问题时，也许这些会比他们能意识到的作用更大。

例如，拿那些住在机场附近的人们来说，在这些人身上做观察大脑活动的多导睡眠监测研究，发现即使当大多数人汇报他们没有意识到头顶的飞机，每次飞机经过就会有脑电图的唤醒。这种唤醒对白天的睡眠和疲倦有深远的影响。

所以这个故事的寓意是什么？

患者：回家，确保我的卧室具备更好地隔音和隔光效果。

治疗师：好的。回家做个评估。

在光线方面房间是否定调为黑暗？如果不是，也许需要新的“窗户治疗”。当窗户关上，你容易听到马路上的噪声或你的邻居发出的声音吗？如果这样，你也许需考虑适当增加墙的隔音量，配置双层窗格玻璃、双层厚的干墙等。大部分选择不可否认是时间密集性的，如果不是很贵，就是值得花费金钱和时间的。

患者：使用白色噪声发生器或者是那些正如飞行器目录里所见的会发出鲸的声音或海洋噪声的睡眠发生器怎么样？

治疗师：记得那个机场研究吗？噪声就是噪声，在睡眠环境中阻止它发生会更好。但如果现在不是翻修房子的时候，一个声音发生器是有利的，只要它产生的是单一声音，所以鲸的声音可能不行，海洋的声音是可以的。可能白色或所谓的“粉红”噪声是最好的。顺便说一下，有些公司出售那些白色噪声形式的使人平静的声音，这也许是在令人高兴的声音和单一不变的声音之间最好的一个妥协。

患者：5.确保你的卧室在夜间温度适宜。

治疗师：通常的经验提示，任何极端的温度都会破坏你的睡眠。这是很明显的，不需要我告诉你了。而不是很明显的是，用本地话说，“睡眠爱冷”。

正如我们在其他情况下说过的那样，身体温度一天24小时都在变化，而大部分人倾向于睡眠的时间是人们身体温度最低的时间。

一些数据表明一个因果联系，即在冷的环境里睡觉可能有助于睡眠。很重要的一点是环境不必太冷。简单的方法就是保持房间较冷（15.6℃～20℃），并且躺在毛毯上。准备比你认为需要的更多的毛毯是个好主意，因为在睡眠的一些阶段你需要更多地隔绝周围温度。

根据患者是否时间紧迫，决定是否与他们谈论大多数患者会有兴趣的快动眼睡眠相的变温。对于不熟悉这个现象的临床工作者，下面是理论基础。在快动眼睡眠期，如果没有被完全阻断，体温调节被破坏。这个现象可由不同方式产生。产热会被中断，因为突然和全面的骨骼肌张力的损失阻止产热并阻止颤抖反应，以至于体温过低。同时外周血管收缩导致散热能力的破坏（阻止辐射散热）

并且阻止出汗反应(蒸发散热)。快动眼睡眠相的体温调节功能失效及快动眼睡眠的“开关”位于原始大脑，导致一些研究者假定快动眼睡眠在进化上更古老并且有“爬行动物”的特点。

对话#18：睡眠卫生之三，规则饮食、限制饮水和咖啡因

患者：6.规则饮食和不要饿着入睡。

治疗师：饥饿可以干扰睡眠。上床时间简单吃点，特别是碳水化合物，也许会有助于睡眠，但是避免进食油脂过多或难消化的食物，会导致胃反流和引起半夜醒来。

患者：7.避免晚上饮过多的液体。

治疗师：减少夜晚流质能减少夜间醒来。这有一个概测法：保持睡前的4小时里仅饮一杯液体(1/2罐苏打水)。

患者：8.禁食含咖啡因的食物。

治疗师：这好像是各种“睡眠戒律”中最正确的，然而可能是最不正确的，并且基于我的思考方式，被“过多注意”的。失眠的人常常从他们的饮食或日程中剔除含咖啡因的物质。这也许是一个错误。像生活里的大多数事情一样，这是一个“多少和什么时候”的问题。

我认为更有效的方法是将饮用咖啡因作为治疗方法。例如，在早晨饮用咖啡也许会帮助战胜晚上睡眠不好引起的坏感觉。下午咖啡也许可用于对抗自然的“下午疲倦”，这点不会引起或不会恶化失眠。晚上早些时候饮用咖啡也许有助于保持清醒到更晚的时间。后两者的组合，也许有助于增加“睡眠压力”。最后如果时间刚好合适，咖啡因戒断也许会帮助人们在某个通常发现很难入睡的时候感到睡意。诀窍就是找到多少是足够的和什么时候要停止。当然这不是件容易的事。它依赖于你的敏感性(前期使用史)、你的身体代谢、咖啡因的种类以及你通过反复尝试去发现它如何对你起作用的意愿。

下面是在治疗过程中对我们特别有用的一些基本原则：

- 如果临床上咖啡的效果持续4~6小时(化学半衰期为8~14小时)，那么你最后的消耗应当在你希望或限定的上床时间4~6小时前。
- 如果你决定白天使用咖啡，特别如果你不常喝咖啡或是茶，那么对饮用的次数和每次饮用的量需谨慎。

● 准备好限制或增加你的饮用量，但不应以天为单位进行调整。最好收集每周数据并且基于有关每周在白天期间的感受和在晚上睡眠状况的平均值去做些调整。

● 最后，如果你易于焦虑或有不能用咖啡因的医学上的原因，应该完全禁饮咖啡因。

如果把使用咖啡因作为治疗失眠的一种选择的话，治疗师要明智一些，在睡眠日记里加一行，以便监测和调整这个干预效果。

对话#19：睡眠卫生之四，酒精和尼古丁

患者： 9.避免酒精，特别是在晚上。

治疗师： 像咖啡因的问题一样，这个问题也比一般人相信的情况更复杂。

酒精是世界上最好和最坏的安眠药。对那些在晚上不易放松，发现自己易于烦躁，或在晚间有抑郁情绪的，酒也许有用。它促进放松并有抗焦虑效果(摆脱焦虑)，并且基于对中枢神经系统(CNS)的作用，它甚至可以直接促进睡眠。

但是，“酒精带来什么，就又带走什么”。它有一个相对而言短的半衰期，这导致反弹性的觉醒和失眠，也可以充分地脱水，这种单一效应可能会促使醒来。底线：少量的酒精对促进放松和入睡有直接作用。饮酒促进睡眠可能会促使一种交换，即也许让人更易入睡，但确实会早醒。

让我们现在花些时间回顾一下你目前喝多少酒，是否你也把它作为一种催眠剂。但在我们收集这些信息之前，我需要你明白，我对你饮酒的兴趣仅限于它对你睡眠的作用。一旦我知道这个，我会在你愿意考虑改变的方案中做出推荐。你是否选择这样做，百分之百由你决定。最主要的是我们知道这个因素有多重要，以及它如何干扰你的睡眠，以便你做出一个充分的选择。

注释：有时，临床工作者真诚地关心酒精使用会导致半醒或全醒。这种情况下，临床工作者希望处于一个更强势的地位。这也许可以通过患者在一到两周节制或减少酒精的使用，以便睡眠连续性的效果能根据经验进行评估来实现。

患者： 10.避免吸烟，特别是在晚上。

治疗师：同样的故事第三次发生了。一方面，尼古丁是一种刺激物，当你想去睡时，使用刺激物将会有个可预见的结果——难以入睡。另一方面，戒断尼古丁——特别对那些重度吸烟者——也许会比满足需求时产生更多的身体唤醒。这个底线是：

- 吸烟超出你平时水平时，将对你的睡眠有害。
- 吸烟低于你平时水平时，也会对你的睡眠有害。
- 当你平时不吸，吸了烟（如在午夜用于"消磨时间"）将对你的睡眠有害。

听起来像一个双输的情境？但对我们来说，主要的问题是判断你午夜醒来是否是因为尼古丁的戒断反应？

对于酒精和尼古丁，在与患者首次的会晤中，对患者摄取的行为进行回顾性评估也许会引起他们加强对这些因素重要性的关注。如果一个人足够幸运的去把这个问题当回事的话，则可以在基线的一周里，通过在睡眠日记中增加另外的条目发起对这个问题的可能性的分析。那样的评估会让临床工作者和患者确定使用这些物质或撤离这些物质是否与中期失眠或晚期失眠的发生之间有联系。不幸的是，通常物质使用的信息仅仅在后期的治疗中才被真实地汇报。所以，当患者得到部分治疗时，这个可能性分析才展开，而这很大程度上会导致对酒精及尼古丁作为温和因素重要性的低估。一个提示这些因素也许在"起作用"的迹象是患者因为睡眠限制显示出最初的获益，这个收益会随时间和总睡眠时间的向上滴定而减少。

对话#20：睡眠卫生之五，不要带着问题上床

患者：11.不要把你的问题带上床。

治疗师：这听上去太显而易见了，但让我们来谈谈这个，因为我确信有两件事使这个问题比第一眼看上去有趣。

第一，正如你知道的，睡眠不是一个单一的状态：你进入，待在那并在6至8个小时后醒来。相反，睡眠至少分为五个亚阶段。分别是阶段1、2、3、4和快速眼动睡眠。阶段1~4整个称为非快速眼动（Non-REM，NREM）睡眠。我确信你已经听过快速眼动睡眠实际上与做梦相关。但是你也许不知道的是，大多数人在快速眼动睡眠后会短暂地醒来，每次持续10 ~ 90秒。在那些睡眠好的人中，这些觉醒在那时不会被体验为醒来，而且在早晨经常不被记起。

但是这就是问题所在：快速眼动睡眠是一个强烈的大脑活动状态，紧接其后的觉醒也被看成是强烈的大脑活动。所以考虑这个问题的一个方式是在晚间有4到5次机会，大脑有机会“接触醒来”。如果你把“你的问题带到床上”，你整个晚上会有4到5次机会感知到它们。正如我们之前所说，不要给你的失眠一个功能（解决问题的时间）。

第二个有趣的问题是，是否值得在晚上去思考你的问题。已有一系列我们对其发展感兴趣的研究，我们称之为慢性神经心理学。这是真的，我们认为认知功能的巨大变化依赖于一天的不同时间。

主要的观点是，在晚上（一天24小时的夜间时间），大多数人存在“认知功能受损”，但他们却不知道这一点。我们认为这与大脑不是都立刻入睡，大脑的一些部分比其他的部分先入睡和（或）即使当大脑其他部分是醒的时候也或多或少保持睡意有关。最可能在午夜睡着的那部分大脑对你的注意力的集中、逻辑思维和对什么是合理的和不合理的思维和行为进行评估起很大的作用。随着这些功能的损害（某种程度上这很像多喝了一点酒），可以很明显地看出一个人很容易从解决问题跳到仅仅无用的担忧。根据这个观点，你能看到这是另一个原因去把“思考问题”放到白天。

底线：当你躺下去睡或午夜醒来时，不要在床上解决问题或担忧。一个简单的缓和方法，就是在上床前列一个关于你需要在第二天处理的事情的表。如果你醒着时仍在思考这些事，起来，写一点笔记，当你确信自己把想法都记在纸上以便你早晨起来时能“继续下去”时，回到床上。

在本章的前一部分，关于依从性的讨论部分（“想但是不能”），我们引入了“该睡觉时醒来是个坏事情”的概念，这里我们重新来看看这个概念，它用来描述午夜醒来导致担忧。请记得，这一次，这些观念是临床事实。它们有确定失眠的认知行为治疗的价值，但是要等候它们真实性的正式证明。

这儿有很多可以说。例如，一个人也许可以解释认知放松的观念。另一方面，一个人也许可以解释当在床上仔细思考重要的人生问题时，进入担忧、觉醒和不能入睡的恶性循环的想法。这个重要的睡眠卫生指导所用的时间和解释方式当然会随着临床治疗工作者的取向不同而有变化。

对话#21：睡眠卫生之六，不要用尽办法去入睡

患者： 12.不要想方设法入睡。

治疗师： 这是一个很重要的问题，在极其显然的同时也是不明显的。一方面，这是显然的，你不能要求自己(或让你自己下决心)去放松和保持平静，甚至更显然的，你根本就不可能要求自己“无意识”。然而讽刺的是，我常听到这种表达：“我设法入睡并且……”，这是讽刺的，单纯尝试的行为与尝试去做的事矛盾。你不能在放松的同时进行努力。当你的想法集中并且确实投入于一个任务——“设法”中时，你不能做到思想不集中并从任务中解脱。

睡眠不能被要求或被决意，而尽管我们都知道这个事实，我们仍“设法入睡”。

这里有一些观点也许会有用。

这是一个愚蠢但是真实的比喻。

睡眠像冲浪。你准备好了去冲浪，你准备了所有该准备的装备，但最后，所有你能做的只是去把冲浪板划出浪区并等候波浪。你不能让波浪随意愿而来，你仅仅只能在那儿等它来。某种程度上，这就是关于睡眠卫生的一切，在浪来的时候准备好冲浪。

如果患者喜欢这个比拟，也许会花些时间看待这个问题，解开潜在的比喻。这个波浪是……？这个冲浪板是……？你的泳衣是……？冲浪最好的时间是……？这等同于……？坐在板上想让波浪来的人是……？但是不论是否解开了比喻，重要的是让在冲浪板上的患者有这样的观念，即一个人仅能乐观地对待睡眠的可能性，它不能被强迫。

对话#22：睡眠卫生之七，看钟和小睡

患者： 13.把闹钟放在床下或转向，以便你不能看见它。

治疗师： 如果这个闹钟被设定，在半夜就没有必要去知道是几点了。更重要的是，看钟仅仅导致担忧和挫败感，并且如果没有其他的因素，担忧和挫败感会“促进”失眠。

患者： 14.避免小睡。

治疗师： 尽管大多数失眠的人没有或不能小睡，所以这也许不是什么问题,但是小睡是我们要着重考虑的一件事。这在治疗期间和治疗后也许会成为一个问题。

大多数有失眠的人会体会到极度的疲倦(身体或精神的疲惫),但不是能让他们在白天小睡的那种嗜睡。在治疗开始后的几周,这也许会改变。你也许发现你想并且能小睡。

对此存在两个学派。一个学派表明小睡应该避免。另一学派允许小睡,但需要遵循一些特定"规则"。这两个学派都认为至少在短期内,每个人都能产生一个固定数量的睡眠。所以,如果一个人在白天小睡,晚上睡眠的获得会更少。

这样想这个问题。假如你有一个银行账号,每天有6美元存入,每天也需要花费6美元。在白天取出1美元之后,晚上会发生什么?

患者: 我在晚上仅有5美元,而不是有需要的6美元。

治疗师: 好的。为了避免透支账户,你会做什么?

患者: 如果白天我花掉了1美元,我晚上会只取出5美元。

治疗师: 是的。这恰恰就是其中一派的想法。如果你在白天要小睡,那么你在晚上要做相应的调整。实际上说,这意味着你根据白天睡觉的时间量延缓你上床的时间。

在这方面另有两个基本原则。第一,短的小睡对晚上睡眠节律的干预较少,使得阻碍较少。所以小睡最好不要超过一个小时,如果你想增加小睡过后恢复精神的可能性,小睡大约半小时是最好的。第二,白天早些时候小睡会较少干预晚间睡眠节律。

患者: 这似乎很复杂。也许在短期里最好别小睡。

治疗师: 好的。这是另一个学派的想法。在治疗期不要小睡。

请记住,如果你开始在白天有十分困倦的感觉,以至于你感到有在不恰当时间或地点入睡的风险,这就是个严重的情况,我们需要去应对它。

完成睡眠卫生指引后,临床工作者应该总结这周的任务,复印患者睡眠卫生任务的列表,并介绍以下1至3次晤谈的内容为更短期的会谈,会谈内容主要放在睡眠滴定上。

关于睡眠卫生和睡眠环境的最后一点。非常明显,很少有正式研究是关于在睡眠表面和(或)在改变房间睡眠环境上的效果的。在缺少确凿数据的前提下，对睡眠环境[新的床垫、枕头、卧室家具、墙壁颜色和(或)灯光等等]进行“投资”，也许至少可以增加患者“投入”这个改变过程的效果。除此之外，似乎对环境明显的改变会减少与卧室相关的负面联系，并且可能通过开发卧室环境的“能量”引出觉醒条件反射促进睡眠的改善。最后小心选择一个新的床垫和枕头，也许会通过减少身体的不舒适和(或)痛苦促进更好的睡眠。

第四次晤谈：睡眠滴定（30~60分钟）

任务
总结及图示睡眠日记
评估治疗获益和依从性
决定是否允许向上滴定

这次晤谈的主要目标

1. 回顾数据。
2. 评估治疗效果及依从性。关于非依从性的问题，关注讨论该问题的晤谈。
3. 调整患者睡眠计划。

- 如果有积极的临床获益（睡眠效率>90%），向上滴定总睡眠机会。
- 如果没有或边缘获益（睡眠效率在85%和90%之间），保持原计划并向患者提供合理的解释。
- 如果有负获益（睡眠效率<85%），向下滴定总睡眠机会并向患者提供合理的解释。

4. 继续确定患者对计划的承诺。

总结和图示睡眠日记

正如办公室的所有临床访谈，以回顾睡眠日记和图示每周平均值来开始。应该计算之前几周的平均值并加以比较。

评估治疗获益和依从性

这次晤谈主要的问题是，此时（如果说不是之前）患者是否开始显示临床反应的指征。这就是说，成人患者是否显示一个每周平均>90%的睡眠效率（或者老人显示睡眠效率>85%），并且总睡眠时间图显示一个快速的下降？

如果是的，这次晤谈应该集中在：

- 总睡眠时间向上滴定。
- 回顾作为“家庭作业”被解决的睡眠卫生问题。
- 回顾帮助患者在白天足够警觉的策略。
- 回顾可帮助患者在指定的时间保持清醒的策略。
- 回顾帮助患者实践好的“刺激控制”的策略。

如果没有积极的临床效果,并且睡眠日记证明患者没有依从,那么临床工作者需要重新评估是哪一种形式的不依从在起作用。对于患者“仅仅是不能”遵守或“想要但不能”遵守的情况,临床工作者需要去评估什么是患者“不能做的”。在大多数情况下,这个“不能”指的是患者不能在指定时间里保持清醒或患者不能在午夜起床。

晚上明亮的灯光、下午饮了咖啡或者早晨(或分次剂量)应用莫达非尼也许增加了患者在白天的总清醒时间。额外的认知治疗也许可以通过练习刺激控制帮助获得依从性。另一个也许有帮助的策略是让患者在半夜去打电话给一个答录机,并鼓励他们去表达自己此时关于刺激控制实践的感受(作为治疗师的你答应听每一句“恶毒”的话)。

在患者坚持他们仅仅是“不想遵守”的情况下,也许应该进一步评估阻止依从性的原因。例如,漠不关心也许与抑郁相关。确保依从性和治疗获益的持续努力强调了评估过程是一个持续的努力过程。事实上,在这个背景下,患者也许会分享可能以往未说的信息或比之前更意识到它的重要性。另一方面,也许劝阻患者不要继续不依从最好是让他/她知道,当他/她对治疗抱“很大希望”时可以同治疗师联系。这个承诺与将来及时提供服务的保证相配合,会让你对中断服务的推荐不至于显得太严苛。

最后,如果没有临床获益,并且睡眠日记证明患者已依从,那么临床工作者需要去重新评估这个个案。这个时刻需要问的重要问题包括,是否有证据表明:

- 失眠主要是因为“睡眠状态知觉异常”?
- 在这个个案中出现比典型的原发性失眠更多的身体唤醒?
- 存在没有被发现或留意的生理节律的失调……?
- 存在没有被发现或留意的潜在的睡眠干扰或内科/精神科疾病……?
- 存在没有被发现或处理的物质使用或滥用……?

睡眠状态知觉异常(矛盾性失眠)

正如在第3次晤谈里所指出的,如果患者在她/他的原发性失眠中有大量睡眠状态知觉异常的成分,这种形式的失眠可能不敏感,或对传统的失眠的认知行为治疗不敏感[64]。也许可以让患者做一个多导睡眠监测研究或接受一个由活动记录仪与睡眠日记联合监测所得的额外的评估,来决定这是否是一个显著因素。

引出的问题是,“为什么不在基线周评估睡眠状态知觉异常?”回答就是,睡眠状态知觉异常不是失眠的认知行为治疗的禁忌证。现在还不清楚是否有充分的主-客观差异的患者会对失眠的认知行为治疗反应迟钝或不反应。评估这点是为了解释不反应并且排除前述的作为不反应的主要协调物的选择。

如果确定患者失眠的成分中包含显著的睡眠状态知觉异常，临床工作者将需要：让患者理解这种状况和试验每个治疗以便判断哪一个治疗会有利。

关于提供患者知识，以下对话也许可以对如何强调这个问题提供一个示范。

对话#23：讨论睡眠状态的知觉异常

治疗师：我们在上周收集到的数据表明你的失眠形式较罕见，属于我们尚未很好地理解的一类。让我来告诉你我们知道什么。我们对你做了个睡眠研究，活动记录仪收集到的数据提示：

- 找不到其他睡眠问题作为解释你失眠的证据。
- 在晚上测量你大脑的活动类似正常睡眠。

然而，尽管这是个完美（或接近完美）的睡眠状况，你却在早晨汇报你花了很长的时间去入睡和（或）你在晚上很长时间都是醒着的。简而言之，对你睡眠的测量和你对睡眠的感觉之间存在不符。

患者：你指的是什么？你的意思是别人会认为我撒谎或虚构？

治疗师：不，没有人认为你在撒谎或虚构。仅仅是我们不知道是什么造成的这个问题。重要的是，你要知道关于这方面有相当多的研究，并且已经有一些好的观点。

一种观点是存在一种不能用传统的睡眠研究方法测量的大脑活动，并且这个活动联系着一定水平的通常不会在睡眠中出现的"投入"或"意识"。

- 这种投入或意识指的是一种不典型的存在于睡眠期的一定水平的觉醒。
- 这种投入或意识指的是记住睡眠中发生的事的能力，大部分人会忘记这些事情。

这并不是说你在睡眠时能做计算或听磁带、学习第二门语言，而是说如果一个磁带在放，你会比其他人更能意识到。大多数人在开始时不能"听到"磁带的声音，如果他们听到了，他们在第二天早晨难以记起。

你属于另一种情况，虽然不记得这个磁带在播放或说了什么，如果它在白天开始播放，你也许能从磁带里识别出更多的信息。

但是不论你是否可以记起或再认磁带的内容，你会有花了很长时间去入睡和(或)你在晚上大量的时间是醒着的感觉,你也许会认为睡眠很浅。

所以我们的问题是,如何改变这种大脑活动和(或)你在睡着的同时对事物的知觉。

我们不知道。

我们知道的是,根据我们对你的治疗的经验,睡眠限制(找到睡眠的自我平衡)和刺激控制(促进床/卧室/床上时间和睡眠的关联)对治疗无益。让我解释其他治疗选择并对我们选择哪个作出决定。

可能的选择包括放松训练和使用镇静催眠药。关于后者,一种假说认为睡眠状态知觉异常的发生与在睡眠起始和非快眼动睡眠早期增加的感觉和信息处理有关,也和发生在脑电图正常睡眠的中间性遗忘的未出现有关[55,56]。如果这个假说成立或部分成立,它提示对这种形式的失眠最好予以催眠药的治疗,可以减少感觉和信息处理及长期记忆的形成。所以,标准的苯二氮䓬类药可以比其他的γ-氨基丁酸受体激动剂如唑吡坦和(或)扎来普隆更好地缓解这种类型的失眠。这种治疗能否在长期的维持中保持安全和有效仍是一个有待解决的问题。因为我们的治疗定位基于经验,我们认为对这些患者应该长期随访。对这些管制药物的长期处方应当在患者持续写睡眠日记和常规会见治疗师的基础上视情况而定。

生理性唤醒

虽然检验有困难,一些患者确实汇报了过度生理性唤醒,他们失眠的这个方面也许足够强以至于可以抵抗由睡眠限制所产生的睡眠的自我平衡压力。这方面,有两个可能的解决方案: ①通过推迟患者上床的时间继续增加睡眠压力;②通过用一些属于拓宽标准的失眠的认知行为治疗的放松训练方式,直接应对生理的过度唤醒问题。正如在书的前部分提到的,我们不倾向于在设立了一个基准点后进一步推迟上床时间。基于这个倾向,用放松训练拓宽治疗可能有效。前面至少提到了三类放松训练(如腹式呼吸、渐进性肌肉放松、自主训练)。对这些方法的详细描述在这个手册的第3章列举的4篇文献中可以找到。

如果将这些治疗方式其中之一加入到临床体系中,临床工作者可以决定增加1至2次额外的晤谈去进行治疗。如果以这种方式加大治疗,在这个时间内没有产生期待的结果,临床工作者应该逐一考虑其余的治疗方式。

昼夜节律障碍

国际睡眠障碍分类（ICSD）系统中很多的睡眠障碍都可以归为广义的昼夜节律睡眠障碍一类中。虽然这些被概念化和分类成未清晰的诊断实体，很多临床研究者感到这些障碍存在一个连续谱，并且可能具有与明确诊断的原发性失眠不同的显著特征。在目前讨论的背景下，对失眠的认知行为治疗无效或效果不明显提示昼夜节律障碍可能是睡眠问题中一个值得关注的潜在特点。光疗或褪黑素治疗也许可以作为拓宽标准的认知行为治疗增加对这些患者的治疗效果。这一主题的额外信息尚不多。关于失眠症中的昼夜节律因素和治疗，读者可参考《治疗睡眠障碍：睡眠行为医学的原理和实践》（2003）。如果光疗加到临床治疗领域，临床工作者可以决定增加1至2次额外的晤谈去进行治疗。

隐匿的睡眠紊乱或内科/精神科疾病

在这两种情况下，治疗师可能需要建议患者接受更深入的评估。如果是隐匿的睡眠障碍，要进行多导睡眠监测，以便能解释“患者没有典型的症状和体征时，是否有内在的睡眠障碍在影响？”这一问题。如果是隐匿的内科疾病，需要进行全面的体格检查和临床化验。与患者的初级保健医师直接讨论对缺乏临床获益的担心以及合作的想法是可取的。

物质使用或滥用

和患者坦白的讨论关于他/她的物质使用可能有效或无效。这时，提醒患者信息追索的目的严格地限定于解释可能干扰治疗的因素，也许会促进一个诚实的交流。如果患者不配合，多导睡眠监测结果会提示有物质使用或滥用的表现（酒精及相关人工制品滥用时，增加快眼动睡眠的潜伏期，减少总快眼动睡眠时间；使用苯二氮草类药物或氨基丁酸受体激动剂制品时，睡眠脑电图显示Σ波的活动增加）或可以从临床药师那儿获得直接的信息（必要时可做全面的药物毒理学检验）。

对于上两节提到的情况（隐匿的睡眠干扰或药物/精神疾病；物质使用或滥用），提议做进一步评估将是治疗的最后一点。应该告知患者这一点，并且鼓励患者你会与患者合作追踪“问题的根源”。再次让患者知道，一旦隐匿的疾病被诊断和稳定，都可以同你联系，你保证会及时提供服务。

第五次晤谈：睡眠滴定(60~90分钟)

任务
总结和图示睡眠日记
评估治疗获益
继续向上滴定总睡眠时间
负性睡眠信念的认知治疗

本次晤谈主要目标

1. 回顾数据。

2. 评估治疗获益。

3. 患者睡眠计划的调整：

- 如果有积极的临床获益(睡眠效率>90%),向上滴定总睡眠机会。
- 如果没有或边缘获益(睡眠效率在85%和90%之间),保持原计划并向患者提供合理的解释。
- 如果有负获益(睡眠效率<85%),向下滴定总睡眠机会并向患者提供合理的解释。

4. 对负性睡眠信念采用认知治疗。

5. 继续确保患者对计划的承诺。

总结和图示睡眠日记

正如所有在办公室里的临床访谈,这次晤谈以回顾睡眠日记和图示每周平均值来开始。计算上周平均值并同前几周进行比较。评估白天的不适和功能。评估睡眠卫生的依从性。滴定睡眠的平均睡眠效率。

负性睡眠信念的认知治疗：一种对可能性过高估计的反抗策略

认知重建是抑郁和焦虑及惊恐障碍的认知行为疗法的中心形式[66,67]。几年前,我们推荐这种形式的治疗应该运用到睡眠相关担忧的治疗中[27]。虽然尚没有将这一特定方法作为单一治疗研究其有效性,已有关于将其作为综合治疗的一部分的有效数据[49,68]。这种疗法对相关障碍的有效性[69–71]和它在治疗失眠中明显的临床效用,也表明它是失眠的认知行为治疗的重要组成部分。

对失眠的认知重建集中在灾难性的想法和信念,即不好的睡眠可能有灾难性结果。虽然心理教育也许也强调这些问题，但认知重建的另一特质不在于使得错误信念得到去除，而是让他们发现他们的估计不一定会是事实。当和患者一起做这个练习，需要用一个考虑周到的方式介绍。治疗师应避免任何学究式的、傲慢的或屈尊的暗示。

这个过程有7个必要的步骤：

1. 为认知重建设置阶段。
2. 计算患者失眠有多长时间（用天计算）。
3. 识别和记录3~10个灾难性想法。
4. 评估患者的可能性估计。
5. 确定患者预期的"灾难"真正发生的频率。
6. 讨论患者的估计与灾难性后果可能性的不匹配。
7. 提供对灾难性想法的批判。

以下的对话将阐明如何应用认知行为治疗的认知重建方式。这个例子的目标仅仅是三个灾难性想法会被识别。然而一些患者体验的担忧更难识别。为了提供给临床工作者更多可追踪的目标，表4.4列举了一系列较全面的例子。

表4.4　常见的担忧和灾难性想法

如果我今晚没睡好那么……	
担忧	灾难性想法
我会易怒，对妻子无礼	我的妻子会离开我或和我离婚
我会变得易怒，对我的孩子无礼	我的孩子会恨我——不再和我说话
我想有个很好的社交	我会失去朋友
我的工作表现会不好	我将被解雇
我在工作中会犯错	我会杀人
我在工作中会犯错	我会被起诉
我会被解雇	我经济上会受损
我会感到糟糕	我会病的
我会生病	我会死
我会失去理智	我会发疯——精神崩溃
我不能入睡	我会整个晚上醒着
我会在驾驶时入睡	我会毁掉我的车
我将会出意外	我会撞车，害了自己或别人
我看上去老，没有魅力	人们会因恶心而离我远去

对话#24：为认知重建设置阶段

治疗师：正如你注意到的，我们做的工作至今不能很好的应对失眠中的担忧。我知道一些人认为，担忧是引起失眠的原因，现在确定这一点在很大程度上还为时过早。但是一旦失眠变成慢性，我们认为，这个障碍是由那些我们已经（一起）谈论的因素维持或持续的。如果你回想我们谈论的Spielman模式——你能记起哪些是失眠的“维持因素”吗？

患者：现在我几乎能像背诵效忠誓言一样能背出它们。

治疗师：好的，请背出这个誓言。

患者：扩展睡眠机会、用酒精作为睡眠药、不管什么……仍待在床上。

治疗师：是的。什么是人们试图扩展睡眠机会的三个“成分”或方法？

患者：早点上床、晚起、白天小睡。

治疗师：是的。你能看到我们已经在这些问题上集中努力，并取得了一些真正的进步（这是一个适当的时间去找出图示并和患者一起回顾它们）。

但事实是，担忧并非与其不相关。它确实能造成一次失眠的发作，对于慢性失眠者，它可谓是火上浇油。

所以今天我想花一次晤谈集中在这个问题上，让你和我一起玩个游戏。这是个有点愚蠢的游戏，但我想，当我们完成这个游戏后，它会对你起作用的。

患者：好的，玩吧。

关于此练习的一个数据表，见表4.5。

表4.5　认知重建——例表（失眠天数1500天）

1	2	3	4
事件	醒着躺在床上不能入睡的必然性	事件发生次数	假设会发生的次数
整晚醒着	85%	1	1200
出车祸	80%	2	1200
被解雇	90%	0	1300

对话#25：计算患者失眠有多长时间（用天计算）

治疗师：让我们开始计算你有多长时间的失眠。正如我对你说的，你已经是一个睡眠很差的人，但是这个失眠真正开始是当你第一个孩子出生的时候，所以也许是10年前？

患者：是的，Erin现在11岁了。

治疗师：好的，你能告诉我你每周平均有多少个失眠夜？

患者：它随时间加重，所以很难说。

治疗师：好的。是否开始时2~3天/每周，现在每周有4到5个晚上？

患者：听起来是这样的。

治疗师：让我们做个保守的估计，开始时每周2晚，近期4晚，11年里每周平均3个晚上。

患者：好的。

治疗师：所以如果一年有52周，为方便计算就算成50周，你已有11年失眠了，为方便就算10年，你有500周的失眠。如果你有失眠，平均每周3次。那么保守来讲你有大约1500个晚上失眠。

让我把这点写到黑板上（将“1500晚”写在表的最顶上）。

下一步最重要的一点，就是把患者的担忧推向逻辑的最极端：识别出最糟糕的事件情境并建构成一个可能的情况（例如，疲惫→车祸）。

对话#26：识别和记录灾难性想法

治疗师：往椅子上靠一点。闭上眼睛，想象你在床上。回到你寻求治疗前的某个时候。你已经在床上躺了30分钟，也许更久，什么想法进入你的大脑？

患者：唉，我是否将会入睡？

治疗师：当你想“我是否将会入睡”时，什么是你真正担忧的、最糟糕的事件情境？

患者：我会整晚醒着。

治疗师：好的。你会在床上整晚都醒着。让我把这点也写在黑板上吧（写在第一栏里：“整晚醒着”），什么其他的想法进入你的大脑？

患者：如果我整晚不睡，明天我会感到十分糟糕。

治疗师：好的。你整晚都醒着，第二天你感到很糟糕。如果是这样的话会发生什么呢?

患者: 我也许会在去上班的路上出车祸,因为我的睡眠被剥夺了。

治疗师: 这种想法是当晚上你躺在床上,醒着的时候产生的么?

患者: 完全对。我想我会很疲惫和筋疲力尽,我可能会开出马路,撞上树什么的。

治疗师: 好的。让我把这点也记在黑板上(在第一栏里写下"出车祸")。当你躺在床上,想着自己不能入睡时,还有其他想法会出现吗?

患者: 我会在第二天很混乱,我的工作将会干得很糟糕。

治疗师: 当你想"我会工作得很糟糕时",真正的担心是什么,最可怕的情境会是什么?

患者: 我会被解雇的。我会失去我的工作。

治疗师: 好的。让我把这点也写下来(在第一档里写下"被解雇")。

对话#27:评估患者的可能性估计

治疗师: 现在我们有三件事写在黑板上了。我想让你回答:当你躺在床上,完全醒着,你有多肯定它们将会发生?当你躺在床上醒着,你有多确定"你会一个晚上都醒着"?

患者: 十分肯定。

治疗师: 100%肯定? 90%肯定?当你想到这个想法的那一刻有多肯定?

患者: 我不知道——也许85%。

治疗师: 好的(在第二栏写下:"85%")。当你躺在床上醒着,你有多确定你会"出车祸"?

患者: 也许80%,很难说,因为我对这种情境的事感觉不同。

治疗师: 我知道。保持这个想法(写在第二栏:"80%")。再看一个,当你躺在床上醒着,你对自己将要被"解雇"的发生有多肯定呢?

患者: 90%。我非常担心这个。

治疗师: 好的(在第二栏记下:"90%")。

对话#28：判断预期灾难发生的真实概率

治疗师：好的，进入下一栏和下面的问题。

有多少次整晚没有睡的情况？有多少次失眠糟糕到你没法合下眼？

患者：这很难回答。很难确定你什么时候有一到两次"合眼"，但是如果我不得不给一个勉强的答案，也许一次，可能还没有。

治疗师：我知道很难去回答。让我们说它就一次好了（写在第三栏：一次）。多少次你睡得很差以至于第二天发生事情——你"出车祸"？

患者：确实我在过去的11年里发生过至少两次撞车，我能肯定其中有一次与失眠有关。我能很清晰地记起它。

治疗师：好的。为了讨论的方便，我们说两次的事件都与你的失眠有关（在第三栏写下："两次"）。多少次你因为睡眠得不好以至于第二天在工作中干得不好而被解雇？

患者：从来没有。这更是一个自寻烦恼的事。当我工作时我就会应付自如了。

治疗师：好的（在第三栏里写上："没有"）。

对话#29：患者估计和灾难性结果的可能性间的不匹配

治疗师：关于这个练习的游戏来了。思考和判断一个人确定事物的合理性就是去看它们与事实有多匹配。

这样的话我们需要把你所经历的我们所列事件真实发生的次数同你确定的有关事件可能发生的次数进行比较。

让我们以整晚醒着这个事件开始我们的讨论。如果你有1500个晚上处于失眠的状态，并且你对整晚醒着的可能性的确信是合理的，当你有一回失眠时，你会有85%的机会体验到它。所以将是0.85×1500或者1275次，哈——就说是1200次吧（写在第四栏："1200"）。

让我们举个出车祸的例子。如果你有了1500个晚上失眠，并且你对出车祸的可能性的确信是合理的，当你有一次失眠时，你会体验到80%的撞车可能，所以一共会有0.80×1500，或者1200次（写在第四栏："1200"）。

让我们再举个被解雇的例子。如果你有1500个晚上失眠，并且你对被解雇的可能性的确信是合理的，当你有一回失眠时，你会有90%的机会体验到它，那么会有0.90×1500，或者1350次，让我们称为1300次（在第四栏里写下“1300”）。

所以这是个有趣的问题。无论什么时候你躺在床上，所想的是多么合理，多么肯定这些想法的正确性，认为很有可能：你会整晚醒着；你会出车祸；你会被解雇。

但你的经验告诉你的则不然。你的经验告诉你这些实际上是“小概率事件”，事实上是极低概率的事件。根据这些事件到目前为止的发生次数，概率接近于：

0.06%	没有入睡事件	（与85%比较）
0.13%	出车祸事件	（与80%比较）
0%	被解雇事件	（与90%比较）

换句话说，所有这些事件，当你试图去入睡时，它们看上去像是即将会发生一样，实际上，它们真实发生的可能性比1%还要低。

对话#30：提供对灾难性想法的批判

治疗师：底线：当你难以入睡时，你开始思考“如果我没能入睡可能会”，可以用“我可能不会……，实际上，我明显完全不可能……”，当你有灾难性的忧虑时，仅想想“不可能”就会很有帮助。我们喜欢将其称之为一个“批判”。是你可以在头脑中说的一件事，它可以促进“放松”——“消除压力”。

尝试一下——想一下“不可能”。让我们举个例子。

患者：明天我会很疲惫以致我会出车祸。

治疗师：根据你在失眠后开车去工作的次数，它的可能性是多少？

患者：不是太可能。

治疗师：这就对了！

第六次晤谈　睡眠滴定(30~60分钟)

任务
总结和图示睡眠日记
评估治疗获益
随访：负性睡眠信念
继续向上滴定总睡眠时间

本次晤谈主要目标

1. 数据回顾。

2. 评估治疗获益。

3. 调整患者的睡眠时间表：

● 如果有积极的临床获益(睡眠效率>90%),向上滴定总睡眠机会。

● 如果没有或边缘获益(睡眠效率在85%和90%之间),保持原计划并向患者提供合理的解释。

● 如果有负获益(睡眠效率<85%),向下滴定总睡眠机会并向患者提供合理的解释。

4. 解决其他有关侵入性想法和负性睡眠信念的问题。

5. 继续确定患者对计划的承诺。

总结和图示睡眠日记

正如所有在办公室里的临床访谈,这次晤谈以回顾睡眠日记和图示每周平均值来开始。计算上周平均值并同前几周进行比较。评估白天的不适和功能。评估睡眠卫生的依从性。滴定睡眠的平均睡眠效率。

注:一些临床工作者使用6次晤谈模式,因此本次晤谈涵盖了关于疾病复发的预防策略的内容。现有模式的第六和第七次晤谈内容主要为确定患者保持了的“早前的动力”。这些章节也可为仅呈现部分疗效的患者提供辅助治疗(放松训练、光疗、附加的认知治疗等)。目前还没有正式定义“部分疗效”的构成。一个好的基本规则是去检测患者对成就的自我意识。他们对治疗的满意程度如何？他们是否认为他们“应当”有更多的进展？

第七次晤谈　睡眠滴定(30~60分钟)

任务
总结和图示睡眠日记
评估治疗获益
随访：负性睡眠信念
继续向上滴定总睡眠时间

本次晤谈主要目标

1. 数据回顾。

2. 评估治疗获益。

3. 调整患者的睡眠时间表：

● 如果有积极的临床获益(睡眠效率>90%),向上滴定总睡眠机会。

● 如果没有或边缘获益(睡眠效率在85%和90%之间),保持原计划并向患者提供合理的解释。

● 如果有负获益(睡眠效率<85%),向下滴定总睡眠机会并向患者提供合理的解释。

4. 解决其他有关侵入性想法和负性睡眠信念的问题。

5. 继续确定患者对计划的承诺。

总结和图示睡眠日记

正如所有在办公室里的临床访谈,这次晤谈以回顾睡眠日记和图示每周平均值来开始。计算上周平均值并同前几周进行比较。评估白天的不适和功能。评估睡眠卫生的依从性。滴定睡眠的平均睡眠效率。

与前一节内容相同,本节也可为仅呈现部分疗效的患者提供辅助治疗(放松训练、光疗、附加的认知治疗等)。

第八次晤谈　睡眠滴定(30~60分钟)

任务
总结和图示睡眠日记
评估治疗获益(全部的)
讨论复发预防

本次晤谈主要目标

1. 资料回顾(每周数值)。
2. 评价治疗获益。
3. 讨论复发预防:

- 回顾失眠的行为表现。
- 讨论维持临床获益的方法。
- 讨论失眠复发时该做什么。

总结和图示睡眠日记(每周数值)

正如所有在办公室里的临床访谈,这次晤谈以回顾睡眠日记和图示每周平均值来开始。

评价治疗获益

本次晤谈将更多的回顾整个治疗期间的收益,特别强调与基线相比患者的收益。治疗收益可以通过对所有睡眠持续参数的前后变化数据分析和应用图形发展表解释治疗改变来进行评价。一定要强调纵向资料表明治疗效益是相当持久的[72, 73]。

讨论复发预防

回顾失眠的行为表现

回顾“失眠是怎么发生的”(再次回到Spielman行为模式),失眠是如何持续的。完成此项任务需要患者在黑板上画出这个模式,并向治疗师解释有哪些易感因素、诱发因素、维持因素,并提供一些关于实际情况的特定例子。这种交流可能有益于患者和医师更好地确认疾病发生的风险因素以及探讨采取什么样的方法可以减少这些风险。

讨论维持临床获益的方法

本段的主要内容是，开始间断监管治疗时，治疗的哪些方面需要继续，哪些方面不需要继续。假设患者的治疗效果很好，那么有很多事情不需要再继续了，或者说至少不需要定期地去做。例如，随着时间的推移，可以允许在卧室做一些睡觉和性行为之外的事情（如在床上阅读）。然而，很多的要求仍需维持或是阶段性结束。举个睡眠处方的例子，关于床上时间和觉醒时间即使不固定也要稳定这点可能是长期的治疗方案。患者的睡眠时间是固定的或弹性的取决于个案。像那些先天性失眠（终身）的患者，最好是能坚持一个严格的时间表。对于其他大部分的患者，也许允许缓慢的、持续的向上滴定在床时间/总睡眠时间会更好。对于这些人，一旦中断向上滴定在床时间/总睡眠时间并建立了规律的睡眠和觉醒时间，这些时间表可能作为患者日后的导向柱。偏离时刻表并不意味着复发。仅一个晚上严格遵守时刻表并不能保证患者的睡眠，仅一个晚上不遵守时刻表也不会破坏患者的睡眠。因此，对于患者来说，可能一个星期有一到两个晚上没有设置闹钟，并且睡的较久一些。这仅仅当患者在一周大部分日子里能回到规律时刻表的时候才行得通。这种情况下的时刻表才可能使人感到更正常。如果追求的是这种效果，我们所需要做的只是向患者敲响几个方面的警钟。首先，患者只能在预先规定的日子里睡觉，例如周末，决不能在糟糕夜晚的第二天睡觉。在经历糟糕夜晚后增加睡眠的机会是补偿性的睡眠，有可能引发急性的失眠发作。在“弹性日”允许有额外的睡眠，但睡眠时间应该严格控制在30~60分钟，超过这个时间长度有可能破坏已建立的自身稳定性。其次，对于入睡的患者，不管有没有设定闹钟，患者都有可能在往常的时刻醒来。对于这种情况，倘若只是短暂的觉醒时刻，患者应该被允许继续睡觉。此时，刺激控制法是有用的，患者仅应在床上待一小段时间（如15分钟以内），当意识到自己已完全清醒或因不能继续睡觉而恼怒时，他/她就应该起床离开卧室了。

扩大临床获益

当采用标准化失眠的认知行为治疗（整本书均有描述）时，对于在临近6~8次晤谈完成时结束治疗是有争议的。如果是这种情况，那么应该有一个事实，即除了合适的治疗外，应该有更多能扩大患者临床增益的方法。

过早终止治疗这一观点的证据就是在总睡眠时间中没有多少前后的改变。也就是说，在治疗结束的时候，总睡眠时间通常只能达到或稍微超过基线水平。实际上，总睡眠时间的平均增加量约为6%[4]。

关于最小化总睡眠时间增益的思路之一是没有证据表明患者需要更多的治疗或是有更多让患者“变好”的方法。相反，总睡眠时间是被构造为睡眠需要的替代因素。然而睡眠需要被认为是稳定的“特质”。因此，治疗的目的并非是增加睡眠需要，而是确定睡眠易于激发和再激发，并达到有效睡眠。所以就没有扩大患者临床增益的任何其他方法。

另一种更直接的思路，根据失眠的纵向研究结果，总睡眠时间会随着时间而增加，并且不需要更进一步的干预。这些改善是由于以下一些因素的影响：对睡眠良好的刺激控制的长期影响、觉醒的去条件化、对睡眠和睡眠减少负性信念的改变、持续的良好睡眠卫生影响等。因此，当患者期望随着时间改变的时候（图4.2），能让患者获得临床增益的方法除了让其维持原先良好的睡眠习惯和注意急性复发外，没有更好的方法。

讨论失眠再发时怎么办

在这里，我们需要灌输的主要思想就是患者将会再一次经历失眠，并且短暂的发作是可预料的也是正常的。甚至有可能急性失眠对于处理短暂的生活压力是有一些帮助的。患者需要了解，有很多事件都可能引起失眠发作，而避免慢性失眠复发的主要手段有：不对损失的睡眠进行补偿；迅速使用刺激控制方法；应当在失眠持续若干天后再次使用睡眠控制。如果失眠状况持续（持续1~2周），患者应当了解他们需要再次治疗，并且尽快获得短期治疗。下述对话是关于临床工作者和患者在失眠复发方面的交流。

对话#31：如果我再次失眠，会怎么样？

患者：如果我再次出现睡眠问题，会怎么样？

治疗师：好，当你不能入睡的时候，你首先会想到什么？

患者：控制？

治疗师：好，那正好切入主题。睡眠控制确实是针对慢性失眠的治疗方法，如自我平衡的压力常用于促进短暂的睡眠潜伏期，增加有效性睡眠。从这点上来说，这并非你的问题。你只是凑巧醒了，而我们想做的只是不要把再次觉醒和上床时间、卧室或是其他等同起来。对于这个问题，你认为应该如何处理？

患者：离开床。

治疗师：好。不断给予冲动控制治疗。待在床上只会延长心烦和醒着的时间。记得这个规则，一旦你发现自己醒了，或是因此很恼火，离开床。

然而，假设发生了最坏的结果。你在积极地进行刺激控制，但是失眠仍持续好些天（比如说一个星期），那么你会怎么做？

患者：控制？

治疗师：嗯，这表明什么？

患者：比如我保留一周的日记，然后在一周结束时，计算总睡眠时间和床上时间的平均数，然后用这些数据去重新安排我的睡眠时间表。也就是说，我用第二天早晨醒来的时间减去总睡眠时间平均数，得到的时间就是我下周的上床时间。

治疗师：听起来不错，给我举个例吧。

患者：假定我计算出上个星期的平均睡眠时间为5小时，我需要早晨6点起床，那么意味着我的上床时间应该是凌晨1点。

治疗师：你很对。下一步你会怎么办？

患者：如果我的有效性睡眠超过90%，那么我每周会提前15分钟上床。如果有效性睡眠在85%和90%之间，我仍然在同一时间上床。如果有效性睡眠低于85%，我会进一步控制。那么我该持续多长时间呢？

治疗师：这是个很好的问题。如果你能自己成功重建合理的睡眠时间和有效性睡眠，那么非常棒。相反，如果你发现自己很难做到，或你发现有一些新的因素出现，并且需要重新评定，那个时候，你知道怎么找我。有一件事我可以向你保证：那就是你会迅速获得服务。

最后，值得注意的是，治疗增益常常随着时间而维持或改善。当没有新的事件（比如没有新的疾病、生产等等）发生时，复发率是很低的，患者也能保持好的习惯。那些经历复发的患者，其复发经历也是不一样的。患者有可能在某段时间做得很好，但是在他们又开始短暂的失眠发作时，往往会忘记他们曾经有很好的睡眠。然而，一段时间过后，恐慌代替了给予自身指导性的刺激控制治疗和睡眠限制治疗，植入患者心中，患者倾向于表现持续反映这种发作的同样的行为。如果这种模式持续下去，患者将会等待非常长的时间，并且可能再一次经历慢性失眠发作。当治疗再次开始，患者更会展示加速康复的现象。而且那些对治疗程序非常了解的患者在进行前几次简短的辅助治疗时做得更好。在最后，本节的主要思想就是:“不要让余火未尽的短暂性失眠燃烧起来。”

本章在最后提供一份讲义，帮助患者记住如何获得他们的治疗增益(见图4.3)。

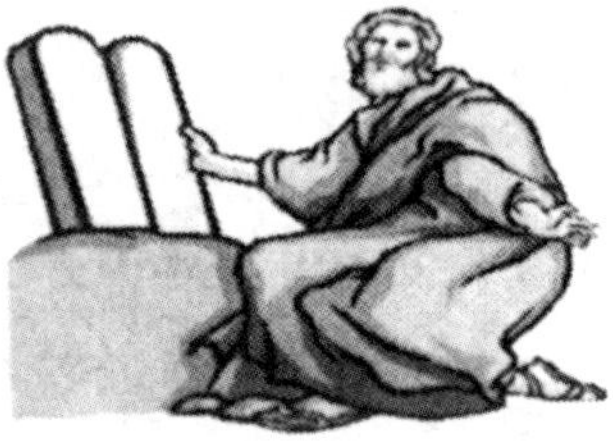

需要遵守的两条规则:

Ⅰ.在觉醒(或是不安、挫败甚至是警备)的10~15分钟里，决不在床上躺着。

Ⅱ.决不补偿睡眠差的夜晚。

不要过早上床睡觉、在床上待久一点或者打盹

记住下面的话:

如果不是今晚，那么就是明晚。

——今晚，我的睡眠可能很差，但是明晚，我的睡眠可能就好了。

图4.3　复发预防的两条规则

第5章　关于患者疑问和挑战的失眠的认知行为治疗的对话案例

本章主要关注患者在失眠的认知行为治疗中所遇到的问题或忧虑。许多问题并不是某个治疗阶段所特有的，而是体现在整个治疗过程。据此，在这部分，我们将根据问题的内容分别进行讨论。

对睡眠日记的担忧

睡眠日记是进行失眠的认知行为治疗的核心内容，也是数据驱动治疗形式的数据来源。睡眠日记在治疗中非常重要，因为有些患者在治疗的某些关键性方面依从性差，有些患者会担忧他们是否能正确汇报数据(尤其是在刚开始建议不看时钟)，对有些患者，任务本身也许太陌生或者是多余的，因为他们在开始访谈时已提供了一些信息。而有些患者的问题可能与缺乏客观测量有关。

关于汇报准确性的问题

对话#32：我在填写睡眠日记时有困难

患者： 如果不看时间，我怎么来写日记？

治疗师： 绝大部分人对时间的消耗有很好的感知，并且对"你入睡花了多长时间？""你第一次入睡后醒来多久？"等事情能做出适当的估计。当我们使用特定设备对上述事件进行测量，这些客观测量结果显示，大部分患者的估计相当准确，准确度在5~30分钟之间。

当然，也有人对时间的判断确实不准确，但即使是这样，这部分人的不准确性也是在一个合理可信的范围内——这对于我们来说是最为重要的事。如果你对时间的所有估计都是不可靠的，那么我们仍然能监测这些估计是怎么随着治疗变化的——在一天结束时——这些变化(改善的程度)才是我们所感兴趣的。

患者： 如果我不能告诉您我是醒着还是睡着的呢？

治疗师：做你能做的。就我们的目的而言，这是没有中间分类的。你要么醒着要么睡着。你只要选择你自己认为的，并且写在日记中。唯一的不正确日记记录是没有记录或是问题标记等。每次都要记下一个数字，我们将认为这个数据代表了你最好的猜测。

如果你喜欢大拇指规则，我能提供这些：如果你不确定，好像有很长的时间在考虑问题，那么你就记下“醒着”。

患者：有时候我又感觉我从短暂的睡眠中醒来了好多次。这时我该怎么办？

治疗师：一如往常，取决于是什么样的问题。如果问题是“昨晚你刚入睡后，醒来了多少次？”那么给予最好的猜测。

例如，如果你感觉醒来12次，那你就记录数字“12”。如果你感觉每次只醒了一两分钟，然后当问及“在你刚入睡后，醒来的时间是多少？”，你可以选择认为正确的12到24分钟之间的数字，这个数字就是你醒着时间的最好代表。

患者：打盹呢？我几乎不打盹，但是有时躺下休息时，我从未真正入睡。对于这个，我该怎么记录？

治疗师：在治疗课程期间，我们将会谈论很多关于“怎么知道我入睡了”或“入睡的感知”等方面的话题。目前，当你在睡眠日记上记录打盹时，除非你确定在打盹时睡了的时间和醒着的时间，可假定自己整个过程都睡着了。

关于完成睡眠日记必要性的问题

对话#33：为什么我要写睡眠日记？

患者：我不理解。我已经完成了所有的睡眠问卷，而现在我还要再填写这些所谓的睡眠日记。我提供的信息还不够充分吗？

治疗师：很好的问题。你在问卷上提供的很多信息都是非常有用的，而且我们也不需要去收集其他的资料。但是在关于你睡眠抱怨的问题上，我们需要收集一到两个星期的关于日常的基本信息。这样我们就能够发现每天有多少的变化，是什么样的因素影响了这些变化。

除此之外，还有人们是怎么形成关于他们疾病方面印象的整个问题，而且人们是怎么在变化的基础上，对发生在他们生活中的所有事情形成印象的。我们绝大部分人不会记得每一个事例(这有可能是件好事)。许多人提出"大拇指规则"。我们中绝大部分人用来形成概括的最大的三条大拇指规则就是:首要性、显著性、新近性。这些是有用的探索(提出一般化的方式),但是,不幸的是,他们常常偏离人们的"均数",走向极端。日记可以让我们避开这些,并且可以在对我们所感兴趣的事进行重复测量的基础上求得均数。

关于缺乏客观评价的问题

对话#34:我们不能使用高级设备去测量睡眠吗?

患者: 我真的很惊讶我们没有好的设备去测量睡眠,而仅仅依靠"日记",甚至这个词也是有一些令人不安的。感觉好像我必须在美好的生活中保留记录。

治疗师: 我知道了。可以确定我们并不会让你收集关于你美好生活的资料。

看看日记格式你就可以知道,我们只是对某些特定的事情感兴趣,而且大部分是关于你每天睡眠印象方面的。"日记"这个词可能不太好,因为它难以让人相信重复测量评定方式的价值。但我们用这种方式收集的资料,对于我们准确描绘你的睡眠问题是非常关键的,并且有助于指导你的治疗。

患者: 好。但为什么是自我汇报呢?难道没有好的设备用于收集我每天睡眠方面的信息吗?

治疗师: 目前确实是这样。我们可能在睡眠实验室研究你的睡眠,或者甚至准备一些非固定监测设备放到你家。而且我们也有这样做。但我们发现,大部分情况下,患者每日的自我汇报提供了我们所需要的关于失眠的有效性诊断和治疗的资料。

患者: 即使这样,它怎么会比客观测量更好呢?

治疗师: 再次强调那个词:"更好"。高级设备确实更客观,而且这样的设备也可以让我们观察到睡眠日记中没有的因素。但是至今,我们最感兴趣的是从一开始让你来治疗的因素,也就是让你感觉睡不好的因素。

对于我们来说,最为关键的是能够程序化和系统化的改变你对睡眠不好的感觉。如果我们在接下来的2~4个星期内不能成功做到这些,那么只能使用高级设备去寻找我们漏掉的因素。这理解吗?

患者：理解。但是为什么不直接用仪器呢。

治疗师：确实。“高级”程序非常昂贵，除非必要，你和你的保险公司都不想为此花费。我这里所说的“必要”，意思是你需要进一步的评价，因为你对一线治疗没有反应。但是为免说我太愤世嫉俗（不过老实说），我们观察到大部分使用这种服务的患者有改善，并在不需其他评价情况下获得增益。因此，在实行这种程序之前，等待直到表明需要这个东西的做法是明智的。

关于完成日间日记能力的问题

对话#35：我似乎不是总记得填写日记

患者：我感觉自己不是每天都记得填写日记。有时在一天较晚的时候会记起来，但到那时我已经很难记得那些数字了。因此我决定第二天要做好它，但是我似乎总会忘记。

治疗师：你也知道，我们真的很需要那些数据。让我们想一个能帮助你记住的办法。

首先，你可以尝试每天早晨都将日记放在枕头上，当你每天晚上上床时，就会提醒你去填写。其次，你也可以将日记放在下床时脚会碰到的地上，第二天早晨醒来，你又会被迫看到日记，这也能让你记住马上填写并且放回枕头上。

药物问题

如果患者服用安眠药后，睡眠很“不错”，并且不想终止药物治疗，那么他们不太可能表现出要求治疗。如果这些患者确实在寻求治疗，那么他们的目的常常是想在失眠的认知行为治疗后能终止药物治疗。问题是，“这是可行的策略吗？”我们认为在患者开始治疗前最好能逐渐停药，理由至少有三个：首先，当没有使用药物时，有利于临床工作者为患者的睡眠确定基础水平。其次，有利于减少治疗后的撤退效应。也就是说，患者会在失眠的认知行为治疗中获得增益，当治疗时停止用药，也仅仅会发生增益暂时逆转的现象。此外，安眠药和失眠的认知行为治疗同时进行可能影响失眠的认知行为治疗对患者的有效性。

然而，应该注意的是患者服用安眠药后，睡眠也不是“非常好”，尤其是药物已经使用了相当长一段时间。有研究表明,使用和不使用药物的失眠患者其睡眠情况差不多[74]。对于这个研究的实践证明,很多患者在使用镇静剂的同时寻求失眠的认知行为治疗。这是有可能发生的。一方面,患者不希望持续使用药物;另一方面,药物也不会带来被认为的“好睡眠”。这也可能是大部分患者感兴趣和抱怨的,努力终止药物治疗,并且在治疗初期就这样做。

最后,有这样一个问题:“安眠药是持续有效的或是有治愈可能性吗?”没有证据表明这些,并且显示长期使用镇静药只是缓解措施。最好的情况下,只要患者持续使用药物,就能很好的缓解症状;最坏的情况下,部分或所有的镇静安眠药都会产生耐受,促使失眠反弹,抑制了睡眠的功能,如巩固记忆[75-78]、调整情绪[79-81]、修复组织[82,83]等。苯二氮䓬类药物尤其如此,新生代的非苯并苯二氮䓬类药物不适用。即使是最糟糕的案例,也表明了失眠的认知行为治疗的长期有效性。最合理的治疗课程是让患者停止使用安眠药。下面的对话是阐述如何与患者讨论药物停用的话题。

对话#36:要停止服用睡眠药,我真的很紧张

患者: 如果我将要停止服用睡眠药物,是否能在治疗开始后才停止?

治疗师: 我们的目标是让你在治疗开始之前停止服用药物。这样做也是有好些理由的,我们必须要了解的是,在不服用睡眠药物后,你的睡眠状况是什么样的。

患者: 我可以告诉你是什么样的,三个星期前的某个晚上,我没有服用药物,那晚我根本没睡着。

治疗师: 我能想象。当突然停止使用这些药物时,可能会发生我们所说的“反弹性失眠”。这意味着你的再发性失眠在某种形式上可能比使用药物前的失眠情况更为严重。这只是药物的影响,并非失眠的真正原因。也可能是心理因素在作怪,你认为只有吃了安眠药后才能睡好觉,当停止服用这些药物后,可能开始担忧自己的睡眠。你的期望和担忧让单纯的药物撤退反应更为复杂,结果就是:“你根本无法入睡。”

患者: 那我该怎么办?我不能再次经历这样的失眠,那太折磨人了。

治疗师: 我们的计划是让你逐渐减量,尽可能降低药物撤退反应。在一段时间内,你的睡眠会比较差,一旦完全戒断药物一周左右,你会突然发现睡眠改善了。我们许多长期使用安眠药的患者，在他们度过了药物撤退反应阶段后，睡眠会比用药前还要好。其中有一些患者，在药物撤退反应阶段后，他们的睡眠大致同先前一样。

患者：哦，听起来很不错。还有其他理由需要现在停药吗？

治疗师：很好。治疗需要你的努力配合，并要耐心等待。我们并非要你经历所有的过程，一开始睡眠很好，随后停止服药。但这些仅仅会导致开始谈论的撤退反应以及破坏你一段时间的睡眠。

患者：那么，你的意思是最好能熬过这个阶段，那么就能解决我的睡眠问题了。

治疗师：非常对。

患者：如果我的医师不建议停止服药呢？

治疗师：多数情况下，医师会十分高兴减少患者的安眠药使用量。这是因为大家对安眠药并不能治愈失眠、不能产生正常睡眠并且有可能心理成瘾方面的共识。所以，你的医师也一定会很高兴减量。但是，为了确保我们和你的医师是同样的想法，并且以合作的方式进行你的治疗，我会（在你的允许下）和你的医师讨论，并将一起制定计划。

患者：实际上，我也认为不错，因此我想从今晚开始停止服药。

治疗师：之前我们谈论过，这需要和你的医师商量，并且一起制定你的停药计划。我们希望尽可能使这种灵活而成功的逐步减量方法达到最佳。

患者：那有什么关系？六个月前，我一直都没使用药物，为什么不现在直接回到那个状态？这不会伤害我的。

治疗师：你很对。它不想伤害你，但却是有可能的。有时候，一个快速的药物撤退不仅仅是令你不舒服，而且是危险的。正如我们一开始谈论的，撤退太快会导致发作及药物依赖。所以，我们最好是与你的医师商量，并且共同工作。

如何接触中止实施药物减量方法的患者

对话#37：我曾尝试过，但还是不能停止服用安眠药

治疗师：从你的睡眠日记上，我看到你一直在服用安眠药。药物减量方

法怎么了?

患者: 我尝试过停药,但在经历了三天的失眠后,我无法再忍受了,于是又开始服药了。

治疗师: 这确实很辛苦。遗憾地说,这个阶段肯定不止持续三天,有可能是一周,或是更长,直到你的睡眠系统恢复到正常。坚持是关键。当你停药三天后又服药,你实际上没必要遭受这三天的痛苦。因此,在你准备好渡过难关前,最好不要再开始这个过程。一旦你开始减少药物使用量,你的目的就是停药,并且无论如何都要坚持到最后。也许这样想会对你有帮助:这比起戒烟戒酒要容易得多了。一个星期就可以了。

患者: 我还会再服药吗?

治疗师: 如果成功接受治疗,我们希望你再也不需要安眠药了。

患者: 我不知道是否能做到。我在想我将会再次经历这样的三天,并且再次放弃。

治疗师: 你要想着,在隧道口有一盏明灯,你必须经历这些过程才能到达。如果你半途而废,你将没法达到终点,并且回到原点,重新开始。故事的寓意是:如果进入隧道,跟随着光亮,不要停止,直到到达另一边。

患者: 如果我不能度过呢?

治疗师: 我们的信念是,如果你的行动是正确的,那么你一定能到达另一边。如果一两周后仍不起效——无论我们做什么样的调整——我们将继续使用药物,也许和你现在使用的药物不同。但是当我们能到达时,一定要跨过那道坎。因此,我们现在的任务是在隧道中努力向前。

患者: 如果睡眠损失持续若干天会怎么样?持续几个星期呢?这会使我一直失眠吗?

治疗师: 是的。但是睡眠损失量是相当固定的。根据动物实验推断,数月的总睡眠剥夺会引起严重的疾病,即使是这样,这也是个可逆的过程。重要的是,我们要记住这是一种权衡。就像运动员所说的:"没有付出,就没有收获。"

对治疗副作用的担忧

如何接触那些认为失眠的认知行为治疗会产生短暂的干扰日常行为的副

作用的患者？注意这个问题在第二阶段的对话中也提到过，是关于讨论短期和长期效益之间关系的对话（图4.2）。

对话#38：假如失眠了，我还能够正常工作吗？

患者：嗯，好的。我不会死，也不会得重病。但失眠或者睡不好对我的工作会有什么影响？我有一份很重要的工作，我必须努力做好。我不能承受因为睡眠问题而失去它！

治疗师：我理解你的苦衷。在治疗之前，你的工作表现怎样？

患者：噢，非常糟糕！我感觉自己很懒散，昏昏欲睡，不能集中精力思考。总之，我不能正常有效工作。

治疗师：所以你不再工作了？

患者：不，我有去工作，但是令我非常难受。

治疗师：你来这儿之前，完成了多少工作？

患者：嗯，完成一些，但并不能完成自己预期的工作量。

治疗师：同事对你的评论也是这样吗？

患者：许多人都说我看起来很疲惫。

治疗师：嗯，但他们有评论你的工作吗？

患者：不完全如此。

治疗师：你是否有出过让你缠绕心头或使工作陷于危险中的大差错？

患者：没发生过类似情况。

治疗师：在接受药物治疗前，你遭受了多长时间的睡眠问题？

患者：至少四个月。

治疗师：在那段时间，你遭受着睡眠剥夺，但仍能持续有效的工作而不被炒鱿鱼。

患者：是的，但是很辛苦。

治疗师：我相信你很辛苦，但是你完全没有丧失工作能力。你感觉疲劳、糟糕，但仍能有效工作。而且你也没染上大病。

患者：但我并不想这样生活！

治疗师：没有人要你那样活。记住，治疗计划是让你停药足够长的时间来清理现在的睡眠系统。接下来，我们就能一起采用有效的方式，使你的睡眠回归正常。比如在往常，失眠开始时，你面临几个星期的睡眠差，并且感觉糟糕极了。而这一次与从前不一样，你将会有明确的目标和计划。这正是"光明就在隧道尽头"的时期。

如何接触那些认为失眠的认知行为治疗会产生短暂的干扰日常行为的副作用，并且经历了与睡眠差相关或是由于睡眠差而遭致负性结局的患者？

"诀窍"是找出患者在经历负性结局的那段时间的一些生活状况。此举的目的是让他/她关注一个事实：是他/她的不舒服让治疗失效，而并非在他/她身上没用。一旦他/她理解了这些，就更会愿意忍受这些不舒服。

对话#39：不，真的，确实有一段时间我缺失了日常生活功能

患者：每当睡眠被剥夺时，我常常不再会友，也不再出门。那真的是很糟糕。

治疗师：你是否曾强迫自己出门、会友或是工作？

患者：是的，有时我必须这样做，但感觉非常的难受。

治疗师：发生了什么？

患者：我会出门，但是没一点乐趣。我缓慢的行走以度过所有的时间。

治疗师：你能谈话或是吃饭之类的吗？

患者：能，但是……

治疗师：你还记得这样的时候吗？

患者：能，我孙子的毕业典礼。

治疗师：那次你觉得快乐吗？是否笑过？自豪吗？

患者：当然自豪。

治疗师：那么并非任何时候都糟糕。和待在家的时候相比，我相信你很辛苦，也很累，但还是有快乐。那以后还有快乐的时候吗？

患者：没有，大部分时候我都在和睡不着作斗争。

治疗师：嗯。总的说来，没有哪次睡眠补偿有一个好的结局？也就是说出门或做事（即使在你感觉不太好的时候）要比让失眠战胜你（强迫你做一些不愿做的事情）要好。

患者：是的，我认为是这样子的。

治疗师： 让我们更深入的了解。在一个或是一连串睡眠差的夜晚之后，你重新安排自己的生活以适应让你感觉糟糕的事实，这就意味着失眠必定会导致不好的结果。没有办法让你了解，如果你能及时处理，将会发生什么？也许事情会变好，或是更好。但是，重新安排你的时刻表，唯一让你了解或经历的是，失眠的确会导致消极事件的发生。

如果这还不够"进退两难"，减少活动适应失眠，更可能发生的是，即使不会变得更糟糕，失眠也将会持续存在。这是因为，当你只是"补偿睡眠损失"，那么你将有可能减少体力活动，更倾向于打盹、上床时间提前、在床上睡不着。这所有的事情几乎都会使失眠变得更糟，而这都是打着让睡眠更好的名义。

如何接触那些对部分或整个治疗方案轻易说"去过了，做过了"的患者？

有两种情况。第一种情况，患者说："去过了，做过了"，实际上只是说些漂亮话，患者根本没有去做，甚至远远偏离了标准治疗。电视节目上有一个叫Doogie Howser, MD的经典情景喜剧（关于Richard Bootzin合作的那一集）。这集节目中，布赖恩（Howser）的朋友，维尼·德尔皮诺（Vinnie Delpino）正遭受着失眠的问题。他在一个睡眠门诊中接受评定，并且被告知要进行刺激控制治疗（电视节目上叫做"Richard Bootzin"疗法）。Delpino解释了操作步骤，他需要绕着床骑自行车直到疲惫，随后上床。这是一个很有意思的"Bootzin方法"应用，但却是严重偏离了标准的治疗形式。在这里，关键点是，当患者说"去过了，做过了"，他们所做的可能远不像是所需要的。

因此，对于治疗师来说，询问患者采取了什么样的干预措施，让患者提供训练方式的名字和具体情况，以及描述这些训练方式有效和无效的程度，是一开始就必须做的。当训练方式完全脱离实际，治疗师可以向患者解释真正的治疗，更重要的是解释真正的治疗与所训练的不同。当训练方式是"标准的"，治疗师则要注意，训练仅仅是作为治疗过程的一部分或大部分的时候才是有效的。下述对话是其中的一个案例。

对话#40：我已经尝试了行为方面的治疗，但是并不起作用

患者： 我不确定为什么要来这儿。我和医师已经一起在进行行为方面的治疗。

治疗师：你是说你的社区医师吗？是你每年健康体检和不舒服时去看的那位医师吗？

患者：是的。

治疗师：你所说的“行为方面”是指什么？

患者：他给我列了一张行为控制清单，并做一些“刺激控制”方面的事情。

治疗师：清单？是一张关于“做和不做”的清单吗？比如说，你被告知要避免含咖啡因的食物。

患者：是的。

治疗师：很好。这被称为睡眠卫生说明书。这里列举了很多有利于入睡和睡眠方面可以做或需避免的事情，这是一个很好的睡眠“去做清单”，但是太简单，太绝对。最为重要的是，有数据显示，睡眠卫生说明书就其自身而言是无效的。

患者：可是我的医师仍然对我进行睡眠控制治疗。

治疗师：具体有什么？

患者：晚点上床。他要我半夜上床，但我常常11:45就上床了，并且在固定的时间起床。

治疗师：你什么时候起床？

患者：通常是7:30。

治疗师：嗯。当然你所做的和“真品”有一些相似，但是它们仍有很大差异，这也是正确实施治疗的关键。例如，一个真实的睡眠限制治疗是需要在几个星期内限制睡眠量，使用睡眠损耗来确保人们能很快入睡。在你的医师处方中，你有7.5个小时的睡眠。这并不能产生能延迟短暂睡眠或提高睡眠有效性所需要的睡眠损耗。

总之，你的医师让你所做的治疗并不是标准疗法，也不是已经过临床试验研究并显示有很好疗效的治疗。这也是为什么你来这儿的原因——获得“真品”。

患者：也就是说，我确实做了一部分治疗，但不是全部？

治疗师：是的。听起来你正在做的治疗正是我们这里所做的。然而，它们有几个关键的不同点。

不同点包括：

- 在治疗方案中进行细微的改变，更适合你的个人情况。

● 治疗是在指导和监督下进行。我们将和你密切合作，以确保你一直在做你应该做的。这好像是有一个物理治疗师或是培训师，和你一起工作，并帮助你完成可能是相当困难的工作。

● 我们的治疗是"数据驱动"的。也就是说，我们每周都要评价，这样我们就能更确切的了解"你做得怎么样"，并且只能在"数据的驱动力"下修改你的治疗方案。

总之：失眠就像一堵墙，你需要翻越它。有些人目的明确，说："我知道你需要什么——一把梯子"。他们说的对，你的确需要梯子，但是他们给你的不是梯子，而是扶手和梯级。你需要尽最大努力把扶手和梯级做成梯子。然而，问题是你只有几个梯级，并且这些梯级在下面紧紧相连。你可以离开地面，但却没有足够的长度去翻越这面墙。我的工作就是提供给你更多的梯级，并且间隔的排列它们。

关注睡眠限制和刺激控制

大部分人抗拒睡眠限制和刺激控制方法是由于恐惧在日间进行睡眠剥夺所产生的效应。和先前谈论的恐惧减少睡眠药物使用的情况一样，也会产生耐力、有效性和疾病等问题。因此，我们也采用和降低药物减量抵抗性同样的策略，详细内容不再赘述。然而，这些方法存在一些特有的问题，常需要在治疗过程中的某个环节中解决。

同样，降低阻抗的关键是应用合理有效的技术，确保患者能够产生积极的期望。一旦治疗开始进行，患者可能会有很多关于如何实施这些治疗方法方面的问题。对于睡眠限制和刺激控制方法，可能需要花大量的时间在如何让患者夜间持续清醒数小时，有时候需要一些干预措施。

对话#41：我不可能熬夜到那么晚！

患者：我怎么能够到凌晨两点都不睡觉呢？我不可能熬夜到那么晚。

治疗师：你是否曾有过凌晨两点都不睡觉的经历？

患者：我想是有的。像除夕夜，但那不一样。最后一次是，我忙于做"怀念1999晚会"。

治疗师：我认为你的分析很对。除了你年轻时候，唯一有可能熬夜的就是你“忙”的时候。所以对你的问题“我怎么能够到凌晨两点都不睡觉呢？”的答案之一是，计划尽可能多的夜间活动。

患者：是的。但是我只能夜复一夜地做这么多活动吗？

治疗师：是的。不过列一张夜晚活动清单是有帮助的。部分活动需要计划。例如，你可能想租几张影碟，购买新的电脑游戏，购买用于一项新的艺术活动的材料。最重要的是，你要确定这些事情能够让你相对快乐地度过时间——以确保你不会夜晚无事可做，感觉困乏，并且在沙发上逐渐入睡。

患者：那些都很好。但我仍然不认为自己能够每晚都那么兴奋。而且你建议的一些活动，如看电影，很容易令我入睡。

治疗师：同意。有些时候难以避免不睡觉。但仍然有一些方法可以让你保持清醒。你坐着时，要在椅子或沙发上向前坐，这样如果你要睡着了，就会突然惊醒，这就能让你保持清醒了。当你坐着时候达到了要入睡的点，站起来，或者用冷水清洗一下你的脸和脖子。这些方法允许你长期坐着，并能产生理想的效果。但是如果你又感到困倦了，重复这些方法，这应该足够让你熬到睡觉时间。

患者：我不能忍受那样的生活，太荒唐了。

治疗师：我知道这看起来很荒唐。你要记住这是短期“安排”。没有人希望你的生活要那样度过。记住，当你的睡眠更加稳定，我们将延长你的床上时间。当你的睡眠更为有效，我们期望你晚上的困乏减少，当然最终你可以更早上床。记住，这是到达隧道尽头的光明。

患者：我能够早上床几个小时，并且看会发生什么吗？

治疗师：你以前有做过吗？

患者：有。

治疗师：结果怎么样？

患者：嗯，我常常很容易醒来或者早晨很早醒，一旦醒来就再也不能入睡。

治疗师：那么早点上床并没有帮助了。那就让我们尝试这个方法几个星期吧。

患者：好吧。

治疗师： 我想让你注意到一件讽刺的事。当你第一次来寻求睡眠帮助时，你的抱怨是不能入睡。现在我们在讨论什么？讨论“你不能保持清醒”。很讽刺吧？我们应当在正确的轨道上，嗯？

患者：（笑）我想是的。

第6章　案例举例

评估日期: 2004年7月7日

基本信息: Samuel Busch,62岁,已婚,欧美裔男性,兼职财务顾问工作。夫妻俩有两个孩子,儿子29岁,女儿31岁。他身高5.83英尺(178cm),体重190磅(86.2kg, BMI=27.3)。

目前的症状和睡眠信息

目前的症状:“自从大学后,我一直都有入睡困难的问题。最近入睡情况更糟,我担心这会影响我干一份全职工作。”

日间躯体功能/症状: Mr. Busch自述每周有一到两天的早晨醒来时会口干和头痛。他陈述说日间的疲劳感已经干扰了他的工作能力和日间活动。他特别关注的是,失眠问题有可能打乱他找回一份全职工作。

现病史: Mr. Busch于大学时第一次发生失眠,自此之后,常间断受到入睡和维持睡眠问题的影响(每周0~3个晚上)。2001年前,他尚能在有压力的期间忍受周期性发作的入睡困难。2001年,他工作时间的混乱使睡眠问题更为糟糕(Mr. Busch是某机构副总裁,此机构正在大幅裁员)。为应对工作, Mr. Busch常工作到晚上,在工作日期间,每天饮用大量咖啡(9~15杯/天)应付日间疲劳,周末也很晚才睡觉。2002年,他的合同未续约,自述是由于公司结构调整。2003年,他再一次经历重大的生活压力事件,他妻子被诊断为子宫癌。那时,他增重了30磅(从190磅到220磅),他的失眠也糟糕到成了每晚最突出的问题。在那段时间,他第一次寻求睡眠紊乱的评价和治疗。

睡眠障碍的治疗史: 2002年2月, Mr. Busch就诊于乔治亚州亚特兰大的狄更斯睡眠障碍中心, Pickwick医师对他进行了评定。他此次就诊的原因是由于他妻子抱怨其晚上鼾声非常大。此次,他也自诉除了影响入睡和维持睡眠之外,存在除日间疲劳之外的严重的思睡问题。做过多导睡眠记录仪检查,显示有轻微的阻塞性睡眠呼吸暂停(呼吸干扰指数[RDI]10次/小时)。没有证据显示存在其他内在的睡眠障碍问题。治疗意见是减肥和使用夜间持续正压呼吸机(CPAP)

(一种换气装置,可以增加睡眠期间咽部气道的开放)。据说,Mr. Busch减了25磅,打鼾症状和日间睡眠明显改善,但是仍存在入睡和持续睡眠困难。据说他是难以忍受夜间持续正压呼吸机装置,并称这装置使他的失眠问题更为严重。

在他停止使用夜间持续正压呼吸机后,Mr. Busch寻求初级保健医师的治疗,他们共同努力减少咖啡因的使用并一起解决有关睡眠卫生问题。Mr. Busch不再在午间12点后饮用咖啡,并且每周常规锻炼3次,每次锻炼30~60分钟。他的初级保健医师给他开了20mg睡前服用的阿米替林。Mr. Busch说药物确实有一些帮助,他能更快入睡,夜醒次数减少,他妻子也说药物改善了他的打鼾情况。

然而,在症状改善的同时也伴随着抗胆碱能副作用(慢性化脓性腮腺炎,偶有脓液流出,就像"风腮")。患者一般难以忍受这些副作用,Mr. Busch在3个月后停止服用阿米替林,后又尝试服用替马西泮和唑吡坦,有一些作用。然而,他和他的保健医师都不希望长期使用这些药物。目前,由于担心药物成瘾,他已经停止使用所有的药物。2004年6月,Mr. Busch由于持续的失眠问题,被再次推荐给Pickwick医师。在做过身体检查和反复的多导睡眠监测[结果显示呼吸紊乱指数在正常范围内(4次/时)]后,Pickwick医师建议患者去行为睡眠医学服务部进行评价和治疗。

睡眠持续/质量: 在过去6个月,Mr. Busch自述每周有4晚以上(包括周末)存在入睡困难,睡眠潜伏期为90~120分钟;每晚的睡眠潜伏期都不一样,但几乎没有30分钟内入睡的;每周大约有4个晚上会醒来2~3次,共约30~60分钟;平均每晚5~6小时的睡眠。

值得注意的是,Mr. Busch称,尽管白天已经很累很疲倦了,但每次在试图入睡或回到睡眠时,会反复陷入思考,并感觉有认知唤醒(不能停止思考)。他的思考内容常常是当前的忧虑,担忧他的睡眠怎么样。另外,在他夜间醒来时,会生气自己睡不着,并且担心第二天的工作表现。在新的环境(出差或度假)下,Mr. Busch说他的失眠状况会减轻。最后,Mr. Busch提到他不能准时醒来,如果条件许可,他会睡到很晚(晚到上午8:30)。

睡眠习惯和环境: Mr. Busch和妻子睡在一张很大、枕头很高的床上,床垫和枕头使用不到3年;他当前的睡眠时段为晚上10点到早晨6点,周末为凌晨1点到早晨8点,他妻子为晚上9点到早晨5:30。他妻子说他晚上睡觉不安分,经常翻来覆去;Mr. Bush认为自己的睡眠环境很舒适,只是不遮光(太阳升起时,房间会变亮);卧室温度相对暖和;在床上看电视和看书;自从晚上易被外面噪声吵醒,

Mr. Busch每晚都会伴随着收音机的声音入睡；午间后，不再喝咖啡；每晚喝两杯马蒂尼，特殊时候喝三杯。这些习惯在他40多岁后一直没变；否认使用酒精作为镇静剂（帮助他入睡和睡眠持续）。10年前已戒烟（32年吸烟史，1包/天）。

他的午餐和晚餐一起吃，大约7点左右，偶尔在睡前吃点心。他通过观看CNN、工作或是制定各种各样找工作和事业计划来放松情绪；他在晚上9点左右开始准备睡觉，上床，打开电视，而他妻子在这段时间（9:30）已入睡，在10点之前，他并没想着试图睡觉。尽管白天的睡意很浓，他几乎不打盹。结果每个月他不超过一次在星期天下午打盹。

家庭和社交史

患者和妻子共同生活34年，有两个孩子，男孩29岁，女孩31岁，小孩的身体健康，年轻独立。Mr. Busch是独生子，父母10年前已故，死于心血管疾病。父亲是律师，Mr. Busch描述他为酒鬼，经常抱怨失眠，但从未寻求治疗，母亲是个兼职护士。Mr. Busch否认有精神病史，并称有一个相对快乐的童年，无躯体疾病史和性虐待。Mr. Busch描述自己年轻时非常积极努力，在高中以优异成绩毕业，获得了宾夕法尼亚大学的学士学位和沃顿商学院的工商管理硕士。他在研究生学院遇到了他妻子，Mr. Busch把这场婚姻描述为“比大多数都好”，“比大多数人所希望甚至所想象的还要好”。他妻子被诊断为癌症，他描述为“没有发生过比这更糟的事了”。但他还是很乐观地认为她正在“康复”，他妻子做了子宫切除后，看起来身体不错。

治疗和精神病情况

医疗史：患者否认有围生期并发症，称自己属于正常发育，描述有一个相对健康的童年，只是常患咽喉炎，1950年做了扁桃体切除术后，症状减轻。患者成年后的医疗史非常重要，有颅内损伤，伴随意识丧失（1960年）；下背和下肢骨骼慢性疼痛（自高中后）[Mr. Busch认为这些疼痛是继发于大学打篮球时造成的运动伤害]；经常性胃灼热（胃食管反流疾病），尤其是在饭后，夜间无症状（自1975年）；轻微的慢性肠激惹综合征[结肠镜检查结果：w/o（自2000年）]；胆囊疾病（1995）。使用布洛芬能有效改善他的轻微慢性疼痛症状，使用日常剂量雷尼替丁治疗胃食管反流疾病。肠易激综合征仅仅是在有压力时成为问题，目前未治疗。做过胆囊切除术，彻底治愈了胆囊疾病（1995年）。

目前治疗: 雷尼替丁 75mg(日间),布洛芬 600mg,长期医嘱(2天/周,治疗背痛)。

精神病史: Mr. Busch否认接受过精神疾病或心理治疗,包括住院。否认有自杀观念或意图。基于他的自我汇报, Mr. Busch有可能在2002年失业和2003年妻子诊断为癌症后,经历过典型的伴有抑郁情绪的适应障碍。

精神状况检查: Mr. Busch是一位穿着整齐,非常帅气的绅士。他出现时,拎着一个皮革公文包,穿着卡其布裤子,衬衫掉了一个纽扣,手里拿着一杯咖啡,说话的音量、速度和语调都很平常,心情愉快,合作性好。情绪正常,整个过程情感反应适切。在自我描述情绪时,用"还好,但有点暴躁。"看起来有轻微的自责。否认现在和过去有自杀/杀人意念、企图和计划。否认有特定的恐惧和恐慌感,但承认经常有某种程度的焦虑,在压力下,焦虑的时间会达到半天。没有压力的时候,焦虑状况会减轻。他的思维内容集中在他表现出的症状,没有古怪或妄想观念的证据。Mr.Busch的人物、方向和时间定向准确。他的思维过程有逻辑性和目标导向,无注意力分散,视力、判断力和冲动控制良好。尽管尚未做正式的智力评定,他的智力看起来高于平均水平。

测量评价的结果总结

作为纳入评价的一部分,我们用了8个量表对Mr. Busch进行测定,主要是测定睡眠和情绪相关方面。这些信息可见下表,并可量化患者的睡眠抱怨,"扬起"隐藏的心境障碍,并量化患者先前的治疗状况。

量表	测量内容	分数范围	患者的分数
ISI[1]	失眠的严重程度	0~28	19
PSQI[2]	睡眠障碍	0~21	15
ESS[3]	日间困倦	0~24	9
KSS[4]	日间困倦	0~9	6
MFI[5]	总体疲劳	0~20	12
	躯体疲劳	0~20	10
	减少活动	0~20	14
	减少动机	0~20	12
	精神疲劳	0~20	17

续表

量表	测量内容	分数范围	患者的分数
BDI[6]	抑郁	0~63	10
STAI[7]	焦虑	0~80	40
POMS(SF)[8]	总分	0~145	57
	1.紧张/焦虑	0~25	18
	2.抑郁/沮丧	0~25	7
	3.愤怒/敌意	0~25	18
	4.活力	0~25	12
	5.疲劳	0~25	13
	6.困惑	0~20	9

1. ISI: 失眠严重程度指数量表
2. PSQI: 匹茨堡睡眠质量指数量表
3. ESS: Epworth困倦量表
4. KSS: Karolinska 困倦量表
5. MFI: 多维疲劳量表
6. BDI: Beck抑郁量表
7. STAI: 状态–特质性焦虑调查表
8. POMS: 情绪状态量表

从上述量表中获取的数据与临床检查是一致的。Mr. Busch表现出中重度睡眠障碍和失眠，中等到高等水平的困倦（相对失眠常模），中度疲劳——精神疲劳最为突出和严重。尤为重要的是，两个困倦量表（伴随阻塞性睡眠呼吸暂停病史）都提示患者处于危险期，并且存在失眠的认知行为治疗的副作用，因为其在治疗期间存在相当糟糕的日间过度困倦。

情绪方面，Mr. Busch的焦虑（STAI）多于抑郁（BDI），这和情绪状态量表（POMS）结果类似，情绪状态量表中的子量表1和子量表3的分数都很高。尽管所有的情绪分数都是在正常范围内，但这些分数都极为接近临床临界值，需要警惕。

病例概念化

社会经济和文化因素：从广义的角度看，Mr. Busch的抱怨可以概念化为随着睡眠重要性的社会贬值和高价值生产力而增加。可以说，这些主流思想笼罩在Mr. Busch作为最高行政管理者的企业中。在这样的环境中，工作到晚上非常正常，疲劳和睡眠剥夺的影响也在减少，许多补偿性行为常能有效改善这些影响，这些直接导致慢性失眠的发生（如长期使用兴奋剂、不规律睡眠时间表、把酒精作为安眠药使用)。总之,可能是文化的交流,包括Mr. Busch自己家庭起源的"亚文化",导致了他睡眠紊乱的临床过程。

社会和行为因素: Mr. Busch叙述了几个因素,与持续失眠的模式和经典条件的潜在角色一致。关于模式,似乎Mr. Busch采用的工作和生活方法与他父亲的角色功能模式一样。Mr. Busch在很小的时候,就学会把工作和表现放在最重要的位置,而这却是以牺牲维持良好的生活平衡方式为代价的。Mr. Busch的父亲(假定为他的主要男性角色模式)据说是牺牲了日常和规律睡眠时间来追求事业的成功。就如前面所提的,他的父亲患了失眠症,并且将其作为慢性问题,并未寻求医疗帮助,这也可能传达了一个信息,失眠并不重要。与这些概念相一致的是, Mr. Busch是在他妻子的坚持下才去寻求治疗,这距他第一次出现问题的时间已有40多年了。

关于条件的潜在角色, Mr. Busch的表现和许多的因素一致,这些因素指明了一个可能性,条件性觉醒过度在他长期失眠抱怨中扮演了极为重要的角色。尽管Mr. Busch在白天感觉很疲倦,但当上床睡觉时,仍会警觉和反复思考,这意味着床和卧室就像条件性刺激,引发认知觉醒,干扰了入睡和持续睡眠。更进一步的证据,根据Mr. Busch的观察,他的床和卧室与觉醒有着差异性的联系。当他在新环境时,如宾馆,睡眠会好一些。Mr. Busch也叙述了和原发性失眠患者一样的抱怨,如睡前的思考内容是不能入睡和持续睡眠,睡眠差对他的事业带来的潜在影响。这些负面认知会导致焦虑,并且很容易使睡前状态条件化。

生活事件: 生活压力似乎是引发Mr. Busch慢性失眠问题的重要因素。他的首次急性失眠发作可能是在大学学校生活或最后考试相关压力和睡眠阶段推迟下联合引发。目前的慢性失眠,可能是在2001年到2003年发生的事件积累而成(长期紊乱)。在前面我们有提到过, Mr. Busch这段时间经历了工作压力的急剧增加,工作相关压力下睡眠卫生贫乏的发展,急剧的增重和最终高薪水、高地位(企业副总裁)的失去。他妻子患癌症的压力,在某种程度上,似乎也是失眠重要的"诱发因素", Mr. Busch没有时间从前两年的压力中恢复过来。

遗传和性格: 首先,从Mr. Busch先前叙述的一些特征来看,似乎他对生理高反应和高觉醒特别敏感。他描述自己是相当努力的完美主义者,有成功导向的个性作风。对小压力也常过度反应,在压力增加时,常常有躯体上"起伏"的表现。Mr. Busch描述自己为"高",开玩笑说他必须有花栗鼠的代谢速度。其次,他自我定义为"焦虑者"。所有这些因素都代表或符合导致失眠的觉醒形式(像其他的压力相关事件如胃食管反流疾病、肠易激综合征、慢性骨骼痛)。最后,根据他周末推迟睡眠时段的倾向(年轻时和现在都有),Mr.Busch似乎有推迟睡眠阶段障碍的诱因。

总体概念化

通过失眠的行为模式(Spielman 模式或失眠的三因素模式),我们可以更好地理解Mr. Busch的慢性失眠。

Mr. Busch呈现出了许多可被称之为易感因素的特征,如高反应性、躯体警觉性、焦虑和反复思考倾向。所有这些因素都可能使Mr.Busch易于失眠,尤其是有压力的时候。他叙述的许多事件,尽管不止这些,如导致失业和妻子患病等事件,也可认为是诱因。最后,Mr. Busch的一系列行为可被称之为"持续因素",即失眠和日间困倦的补偿行为。Mr. Busch采用了大量的适应不良策略,如周末睡觉、饮用大量咖啡因、花费大量的觉醒时间在床上以获得更多睡眠等,与其说这是解决问题,不如说是起到了持续失眠(原发性诱因缺乏)的作用或促进了条件性高觉醒的发展,而条件性高觉醒是慢性失眠的特征。每一个策略都干扰了睡眠的自我调节和昼夜节律,增加了床和卧室成为觉醒条件的机会。在Mr. Busch事件中,条件性觉醒存在的证据是,他的睡眠在不同环境中(改变了条件刺激)会改善;他躺着睡觉时,认知觉醒会骤增(思维赛跑等)。

诊断和建议

诊断印象

Mr. Busch满足原发性失眠的标准,并且呈现出不完全是压力相关的过度焦虑倾向。此刻,很难说是焦虑限制了他白天状态好的能力。我们将在治疗过程中监测他的焦虑倾向和焦虑症状,亦能更好地评价患者是否可以诊断为焦虑障碍。最后,我们也将继续评价患者是否真的有阶段推迟。

Axis Ⅰ: 307.42原发性失眠

309.28 H/O调整焦虑抑郁混合障碍

r/o为共病或影响因素:

– 昼夜节律因素(阶段推迟);

– 广泛性焦虑障碍

Axis Ⅱ: 延迟

Axis Ⅲ：下背痛，胃食管反流疾病、肠易激综合征、H/O阻塞性睡眠呼吸暂停症

Axis Ⅳ：2002年，失去首席执行官职位；2003年，自妻子诊断为癌症，一直做咨询工作。

Axis Ⅴ：当前的总体功能评价：61

注：为达到教学目的，本节主要应用我们的方法确定Mr. Busch是否是失眠的认知行为治疗的候选者。

30/30 睡眠起始和维持障碍（disorders of initiation and maintenance，DIMS）

患者是否要花30分钟以上入睡　是

患者夜间醒来30分钟以上　是

患者日间有失眠相关的抱怨　是

阶段

30/30 睡眠起始和维持障碍问题同随意睡眠时间表共存　是

评论：患者过去和现在都存在阶段推迟睡眠时刻表的情况。这并不反对患者仍存在睡眠起始和维持障碍问题。

尚未诊断或治疗疾病

患者是否尚未确诊　是

尚未进行药物和（或）精神疾病治疗

评论：患者可能疑似为焦虑障碍，但尚未有足够的数据能明确诊断。然而，即使患者患有如广泛性焦虑障碍，也不是应用失眠的认知行为治疗的禁忌证。最为重要的是，失眠的认知行为治疗是否会干扰或加重焦虑障碍。

不稳定疾病

患者是否有不稳定或尚未解决的医学或精神疾病　是

评论：讨论患者的下背痛、胃食管反流疾病、肠易激综合征等尚未解决的医学问题是合适的。再说，我们也要了解失眠的认知行为治疗是否会干扰或加重这些不稳定疾病。

评价

失眠将有可能解决这些急性疾病吗？　不会

评论：Mr. Busch的疾病可能被认为是尚未解决的、定期发生的疾病。失眠是持续和严重的，而下背痛、胃食管反流疾病、肠易激综合征是发作性的，因此失眠的发生与这些疾病无关，同时我们仍有证据表明，失眠的认知行为治疗是在有明确的行为因素（持续因素）的基础上进行。对每个疾病进行积极治疗是必要的，并且可能对失眠的认知行为治疗起到更好的治疗效应。

评价

疾病是否妨碍其参与睡眠限制治疗或刺激控制治疗？　不会

评价

睡眠限制治疗或刺激控制治疗是否会加重"共病"疾病？　不会

评论：采用睡眠限制治疗或刺激控制治疗睡眠损失有可能加重下背痛、胃食管反流疾病、肠易激综合征等疾病。在没有任何实质性证据前，我们最好是假定睡眠限制治疗或刺激控制治疗会加重这些疾病——但只在暂时的基础上来做。因此，可以进行失眠的认知行为治疗，但最好要计划在治疗期间如何处理其他症状的轻度到中度加重。

低睡眠效率

患者的睡眠效率低于90%（睡眠效率<90%）吗？　是

（是否有不良适应行为的证据）

最终评价：该患者适合用失眠的认知行为治疗。

治疗计划

利用睡眠日记收集一周睡眠的连续性前瞻性数据。这些数据必须与Mr.Busch呈现的抱怨一致。以开始日期获得的数据作为睡眠限制治疗的参数。按照临床标准治疗流程，与睡眠限制治疗一起安排刺激对照、睡眠保健及认知治疗措施。每周测量白天过度嗜睡症（excessive daytime somnolence，EDS）的症状，确保患者在某种程度上不会因治疗而加剧意外、受伤或不坚持风险。

下列问题:

1. 给Mr. Busch的个人保健医师提供一份报告的复印件以及确定他是否有不继续治疗的原因。也就是说,若没有出现用药或治疗条件相互作用的问题,这是否是Mr. Busch继续治疗的好时机呢?

2. 假设Mr. Busch有一定程度的周期睡眠节律障碍,如果治疗获益没有如期而至,并且症状持续存在或者加重,应考虑使用光线疗法。

3. 评价Mr. Busch在治疗过程中的情绪波动。如果治疗获益没有如期而至,并且焦虑状况持续存在或者加重,应该考虑进行焦虑症状的评价和治疗。

4. 评价Mr. Busch健康状况(疼痛、胃食管反流症、肠易激综合征)。如果治疗获益没有如期而至,而且这些症状持续存在或者加重,应考虑对这些疾病进行评价和治疗。

5. 治疗后,如果Mr. Busch的失眠症状已经解决,但他还存在白天过度嗜睡症或抱怨并未恢复的睡眠状况,这时该考虑对他的阻塞性睡眠呼吸暂停症(OSA)进行评价或参考多导睡眠监测结果来评价。

睡眠行为医学服务——改善日记

姓名: S. Busch

阶段2: 回顾睡眠日记基线数据; 开始睡眠限制治疗&步骤控制表

CPT编码:

90804	90806	90847	90853

药物: 雷尼替丁 75mg/d
布洛芬 600mg必要时(每晚)

坚持: 是 ×
部分
否

上床时间	10:00 pm
睡眠潜伏期	75 min
夜间醒来频率	3.5
入睡后觉醒时间	121 min
总睡眠时间	336 min
床上时间	532 min
起床时间	6:57 am
睡眠效率	63%

疲劳	+	睡眠相位延迟综合征/睡眠相位前移综合征	?	食欲	–
打盹/小睡	+	自杀观念/杀人观念	–	兴趣	–
集中精神	+	做噩梦	–	心情	–

困倦量表	6
抑郁量表	8
状态–特质性焦虑调查表	40

+ 与临床相关
– 与临床无关

主观/事件: Mr. Busch认为,这周除了半夜醒来的次数更多以外,他的日记内容与睡眠模式"十分一致"。他否认晚上有小睡,但承认自己在沙发上打过盹。Mr. Busch感觉,这些打盹持续不到几分钟,且预示该睡觉了。他透露自己很想通过治疗解决这个问题,但同时对可能要做的治疗感到紧张。他否认当前有任何的焦虑和紧张,这一定程度上减轻了我们对其可能伴有广泛性焦虑障碍的担心。

治疗: 这个患者被引向刺激控制治疗和睡眠限制治疗的临床标准模式。根据这周初始的睡眠日记数据,决定设置5.5小时的睡眠时间。安排Mr. Busch喜欢的一周工作日日程,这日程与其妻子的睡眠习惯极为一致,早起时间为6点。因设定的睡眠时间为5.5个小时,因此被允许中午12:30睡一段时间。尽管Mr. Busch喜欢这个日程,但在周末必须早起问题上有些犹豫。当我们解释这个时间表只是暂时的,并且在治疗期间能产生治疗效果后,他勉强同意了。想着在将来的某个时间,他又可以在周末睡懒觉了,这让他很安慰。我们没有去除他的这个想法,因为即使能解决他的主要睡眠问题,也可能有延迟趋势。他可能难以忍受如此规律和大幅度改变的睡眠。我们可能需要在后面治疗中再谈论这个问题。

作为刺激控制治疗和睡眠限制治疗计划的一部分,在推迟Mr. Busch上床时间和练习刺激控制治疗时应该做哪些方面,我们进行了详尽地讨论。他表示了在这段时间可以工作的兴趣。这些工作活动可能有收益,但如果它们不能令Mr. Busch感到愉快的话,我的担心是在渴望睡眠期间完成大量工作,短时间来说,能帮他消磨时间,但长远来看,这会加重他的失眠症状: ①产生"积极功能"问题; ②增加了工作压力导致失眠的趋势。因此,最好是让他进行一些有趣的、与工作无关的活动。Mr. Busch花费"新建立时间"的第二个想法是玩视频游戏——他5岁孙子最近教的。他说这个活动非常适合,使他最后会"鞭策"他的孙子提供更多的帮助,以至持续关注他的长时间熬夜。我提醒他,我们的目的是建立"睡眠压力","长时间熬夜"的主意实际也不错。

为Mr. Busch在困倦量表、抑郁量表和状态–特质性焦虑调查表打分。监测这些得分随时间的变化非常重要。对于这个案例的目的,如果症状的严重性持续增长至50%及以上,且持续2个星期及以上,应考虑采取针对性干预的原因。

发放日期: 7/21/2004 **回收日期:** 7/28/2004 **签名:**________________

睡眠行为医学服务——改善日记

姓名: S. Busch

阶段3: 调整冲动控制治疗&睡眠限制治疗

CPT编码:

90804	90806	90847	90853

药物: 雷尼替丁 75mg/d　　**坚持:** 是 ×

布洛芬 600mg必要时(每晚)　　部分

否

上床时间	12:30 pm
睡眠潜伏期	50.5 min
夜间醒来频率	2.7
入睡后觉醒时间	22.8 min
总睡眠时间	256 min
床上时间	330 min
起床时间	6:05 am
睡眠效率	77.5%

疲劳	+	睡眠相位延迟综合征/睡眠相位前移综合征	?	食欲	–
打吨/小睡	+	自杀观念/杀人观念	–	兴趣	–
集中精神	+	做噩梦	–	心情	–

困倦量表	7
抑郁量表	5
状态–特质性焦虑调查表	35

主观/事件: Mr. Busch在一开始就抱怨他不知道要做如此长的时间。他感觉自己经过这个星期的治疗仍没有改善,而且日间疲劳更为严重——实际上,他白天有想睡的感觉。我提醒他之前已经讨论过,失眠在改善之前会先变差——并且指出他实际上已经有改善:他的入睡时间和入睡后觉醒时间已经减少。作为练习,我们计算了上述变量及睡眠效率的百分数。Mr. Busch承认自己的睡眠持续指数正往好的方向发展,日间疲劳的增加也是上一阶段所预计的。我们讨论了几种应对突发疲劳的方法(包括户外散步、谨慎使用咖啡因、光疗、治疗的前几周使用兴奋剂)。Mr. Busch比较乐意有几种选择,而且感觉在这一点上,他是"运筹帷幄"。

有两个令人关注的事实,即患者仍会在上床时间之前在沙发上睡着,以及在入睡后醒来也不会总是离开床(这两个事实是关注的中心)。前者可以解释为他不能保持清醒,后者是因为他认为如果在床上待久一些,最终会入睡的。这些在之前都已讨论。如何在规定时间之前保持清醒的方法也已回顾。如果患者的依从性仍然不好,我们将考虑使用活动记录仪进行监测。这个方法不仅可以获得患者睡眠连续性的数据,更重要的是,可以评价依从性。

治疗计划: 鉴于Mr. Busch的睡眠效率未达到90%,我们不建议他提前上床时间。相反,由于他对刺激控制的低依从性,我们也不建议推迟上床时间。他尽管有些失望自己还不能睡得更久,但很满意自己的进步,因此愿意再花一个星期"尽量试试"。如前所述,此阶段大部分时间是解决他的依从性问题。由于时间限制,睡眠卫生将在下一阶段叙述。

发放日期: 7/28/2004　　**回收日期:** 8/4/2004　　**签名:**________________

睡眠行为医学服务——改善日记

姓名: S. Busch

阶段4: 调整刺激控制治疗&睡眠限制治疗: 睡眠卫生

CPT编码:

90804	90806	90847	90853

药物: 雷尼替丁 75mg/d；布洛芬 600mg必要时(每晚)

坚持: 是×　部分　否

上床时间	12:30 pm
睡眠潜伏期	8.5 min
夜间醒来频率	1.1
入睡后觉醒时间	10 min
总睡眠时间	311 min
床上时间	330 min
起床时间	6:00 am
睡眠效率	94%

疲劳	+	睡眠相位延迟综合征/睡眠相位前移综合征	?	食欲	–
打盹/小睡	–	自杀观念/杀人观念	–	兴趣	–
集中精神	+	做噩梦	–	心情	+

困倦量表	12
抑郁量表	13
状态–特质性焦虑调查表	55

主观/事件: 尽管Mr. Busch感到筋疲力尽,他仍很高兴自己能很快入睡,并且在醒来后也能很快再次入睡。我们也一致认为是时候扩大他的睡眠机会,但要非常小心的来做。关于睡眠卫生,患者会有疑问,如果他的睡眠已经稳定,为什么还要关注这些因素。Mr. Busch叙述,尽管晚上非常困倦,我们上一阶段讨论的策略仍能有效阻止他在沙发上打瞌睡。Mr. Busch今天很高兴,因为他获得了fledgling R&D公司总经理职位。他承认这将会带来压力,但他相信这是份相当有挑战和值得的工作。

治疗: 给予上床时间提前, Mr. Busch开始在凌晨0:15上床。要求他保持严格的规律睡眠和刺激控制。本阶段接下来的内容主要是睡眠卫生。Mr. Busch对睡眠卫生实际重要性的质疑,引发了讨论,即如何维持一个目前不会明显改善睡眠的好习惯。但那是他扩大睡眠机会的条件,好的睡眠习惯会影响他获得扩大睡眠机会的概率,并且在将来能够减少复发。在表格检查后,患者同意降低卧室的夜间温度,用其他更为合适的声音(如风扇)替代之前的收音机声音(现在是夏天,他卧室的空调可以完成以上两点)。他同意在晚上8：30后,严格控制液体摄入量(<7盎司[约200ml]),每晚睡前1小时吃点小食。他勉强同意减少晚上酒精摄入量,只是试试看在改善睡眠上有什么效果,他每晚将少饮一杯马蒂尼。他同意在日记上记录酒精使用情况。最后, Mr. Busch认为自己不能在减弱卧室灯光方面做很多,因为如果要弄的话,则"要么是太贵,要么是心痛"。他承诺,如果这是个问题,他会再去处理。

最后,我们应当注意的是,患者呈现了困倦和情绪症状的增加。因此,我们应该对此进行监测。

日期: 8/4/2004　　**回收日期:** 8/11/2004　　**签名:**________________

睡眠行为医学服务——改善日记

姓名: S. Busch

阶段5: 调整刺激控制治疗&睡眠限制治疗

CPT编码:

90804	90806	90847	90853

药物: 雷尼替丁 75mg/d
布洛芬 600mg必要时(每晚)

坚持: 是
部分 ×
否

上床时间	12:15 pm
睡眠潜伏期	6.5 min
夜间醒来频率	0.7
入睡后觉醒时间	8.5 min
总睡眠时间	330 min
床上时间	345 min
起床时间	6:00 am
睡眠效率	95%

疲劳	+	睡眠相位延迟综合征/睡眠相位前移综合征	?	食欲	–
打盹/小睡	–	自杀观念/杀人观念	–	兴趣	–
集中精神	+	做噩梦	–	心情	–

困倦量表	9
抑郁量表	10
状态–特质性焦虑调查表	45

主观/事件: Mr. Busch自告奋勇说,尽管床上时间延长了,但是他很高兴自己的睡眠效率稳定了。他想知道是否能持续这种状态,以能有更多的扩大睡眠的机会,减少日间困倦。而且他相信自己已经改变了上周所提的睡眠习惯,只是在控制酒精摄入方面有些困难。这是事实,并且也有两个理由解释。首先,他平常每晚喝两杯酒。他提出自己这些天成功控制了酒量,只有一个晚上没有做到。而最大的问题是,他有了新工作,也的确有很多和公司总裁的晚餐会,他称这为"贪杯者"。在这些会议上,他允许自己每次都喝一杯,这也是他为什么上周有好几个晚上都喝了不止一杯马蒂尼。最后,他注意到晚餐会影响他的规律练习。

治疗: 由于Mr. Busch的睡眠效率稳定了,因此获得了增加15分钟的睡眠机会。而这些持续扩大的睡眠机会仍被视作试验,用以测定睡眠机会增量如何影响睡眠效率和最终的日间功能。基于这个参考框架,我们鼓励Mr. Busch去持续稳定那些可能影响睡眠或仅仅是在行为间改变的其他因素,并且有目标性的练习。由于减少酒精使用是治疗计划的一部分,因此,在接下来的一个星期,需要花费时间去解决酒精使用量限定为每晚一杯的问题。最后,我们回顾了Mr. Busch的日间疲劳、困倦等问题,他也表示自己的身体功能在疲惫的时候也非常好。从上述表格中,我们可以看到, Mr. Busch的困倦和情绪得分降低了。我们还将继续进行监测。下一阶段,我们将介绍认知治疗。

发放日期: 8/11/2004　**回收日期:** 8/18/2004　**签名:**________________

睡眠行为医学服务——改善日记

姓名: S. Busch

阶段6: 调整刺激控制治疗&睡眠限制治疗

CPT编码:

90804	90806	90847	90853

药物: 雷尼替丁 75mg/d
布洛芬 600mg必要时(每晚)

坚持: 是
部分 ×
否

上床时间	12:00 pm
睡眠潜伏期	5 min
夜间醒来频率	1.1
入睡后觉醒时间	49 min
总睡眠时间	306 min
床上时间	360 min
起床时间	6:00 am
睡眠效率	85%

疲劳	+	睡眠相位延迟综合征/睡眠相位前移综合征	?	食欲	–
打盹/小睡	–	自杀观念/杀人观念	–	兴趣	–
集中精神	+	做恶梦	–	心情	+

困倦量表	11
抑郁量表	12
状态–特质性焦虑调查表	50

主观/事件: Mr. Busch本周表现了一些对睡眠方面的关注。经过上周的课程,他早晨开始提前30分钟觉醒了。他的早醒经历是突然的“头脑清醒”,并一直思考新工作。他的早醒反应提前到达,这可能和打瞌睡有关。

治疗: 本阶段主要关注下面几个项目:“获得改善”的相关事件;需要差异性的处理早醒事件;沙发上“打瞌睡”和早醒两者之间的联系。最后,由于本阶段主要关注本周发生的事件,焦虑相关的睡眠认知治疗将推迟到下一阶段。本次联合上周事件一起,需要增加一个阶段。

1.“获得改善”的相关事件。在上述的表格中,我们可以看到,如果这些变量有倒退的话,也只是一点点,与基线相比,Mr. Busch的睡眠潜伏期和入睡后觉醒时间持续降低,睡眠效率仍然高于最初治疗水平(即使在这么糟糕的一周)。这意味着,睡眠效率的降低使得本周的进一步向上滴定难以继续。Mr. Busch对此的第一反应是“我感觉你们要因为这糟糕的一周而惩罚我”。我的反应是本周几乎没有我们想要的进步——尽管是持续的向前轨道。我问他,是否能列出类似事件,即使该事件会有倒退,但进步仍被认为是好的进步。Mr. Busch列举了股票市场和股票价值。事物的发展从不是线性模式,而是曲折的——“向前两步,退后一步,不变,再向前两步”的发展模式。Mr. Busch十分满意这个类比,并且很轻松地同意了下周保持同一时刻表。

2.需要差异性的处理早醒事件。如其他阶段所述,我们提醒Mr. Busch,对不良事件进行反应并非好事。也就是说,通过关联高效工作能力事件来潜在加强早醒是不好的。我们建议,作为刺激控制的一部分,他应该离开卧室,做一些笔记,然后再次回到卧室依赖闹钟开始他的一天。然而,如果他选择开始他的一天——他必须额外注意不要第二天晚上又在沙发上“打瞌睡”。

3.沙发上“打瞌睡”和早醒两者之间的联系。由于这是经常出现的情况,因此很容易显示Mr.Busch在沙发上睡着和早醒两者之间存在短暂的联系。我们按照睡眠的自我平衡规律回顾了这次事件,并且提醒Mr.Busch“晚上早点放开阀门”,这样才能保证入睡和睡眠持续。

我们将继续监测困倦和情绪症状。

发放日期: 8/18/2004 **回收日期:** 8/25/2004 **签名:**____________________

睡眠行为医学服务——改善日记

姓名: S. Busch

阶段7: 调整刺激控制治疗&睡眠限制治疗

CPT编码:

90804	90806	90847	90853

药物: 雷尼替丁 75mg/d
布洛芬 600mg必要时(每晚)

坚持: 是
部分 ×
否

上床时间	11:00 pm
睡眠潜伏期	30 min
夜间醒来频率	2.0
入睡后觉醒时间	52 min
总睡眠时间	338 min
床上时间	420 min
起床时间	6:00 am
睡眠效率	80%

疲劳	+	睡眠相位延迟综合征/睡眠相位前移综合征	?	食欲	–
打盹/小睡	–	自杀观念/杀人观念	–	兴趣	–
集中精神	+	做噩梦	–	心情	+

困倦量表	13
抑郁量表	14
状态–特质性焦虑调查表	50

主观/事件: Mr.Busch在今天的课程中表现得非常焦虑,并且在常规处理数字信息之前,称自己已经"分崩离析"。

他的日记反映,睡眠时间提前1个小时,规律性的发生睡眠推迟,三次早醒。当询问为什么改变睡眠时间表,他声称是为了工作,那是决定"成败"的一个星期。为了这个工作,他需要更多的睡眠,因此需要早睡。

治疗: 从某种程度上说,这些退步代表了重要的机会。它向我们再次说明了"正向谬论"。即更多的睡眠机会并不意味着更多的睡眠。重要的是,患者治疗获益的破坏,令我们要强调,睡眠相关焦虑可能促使判断力变差,并且导致某些引起失眠的行为。这些向我们展示了一轮完全连续的针对睡眠差有灾难性想法的认知治疗。正如所期望的,Mr. Busch最初的关注是睡眠差导致了工作表现差。我们能够找出一大堆的可能性和这种不良事件的后果。在回顾这个课程的时候,显然显示了Mr. Busch负性结局的必然性与结局罕少发生两者之间的完全不匹配。Mr. Busch接受了练习,并准备重新恢复睡眠时间表(凌晨0点到早晨6点)。

发放日期: 8/25/2004　　**回收日期:** 9/1/2004　　**签名:**____________________

睡眠行为医学服务——改善日记

姓名: S. Busch

阶段8: 调整刺激控制治疗&睡眠限制治疗

CPT编码: 90804 | 90806 | 90847 | 90853

药物: 雷尼替丁 75mg/d；布洛芬 600mg必要时(每晚)　　**坚持:** 是× 部分 否

上床时间	12:00 pm
睡眠潜伏期	7.5 min
夜间醒来频率	1.0
入睡后觉醒时间	15 min
总睡眠时间	337.5 min
床上时间	360 min
起床时间	6:00 am
睡眠效率	93%

疲劳	+	睡眠相位延迟综合征/睡眠相位前移综合征	?	食欲	–
打盹/小睡	–	自杀观念/杀人观念	–	兴趣	–
集中精神	+	做噩梦	–	心情	–

困倦量表	9
抑郁量表	10
状态–特质性焦虑调查表	40

主观/事件: Mr. Busch叙述:"他回到掌控中——与这个隐喻相似——犹如游乐场的枪神"。他感觉自己走在正确的轨道上,并开始相信他能维持向前的动力。他的日记反映,他的睡眠潜伏期很短,而且本周有三个晚上直到闹钟响了才醒来(注:患者在这些词条上画了笑脸)。当询问他为什么认为睡到闹钟响的睡眠是好睡眠。Mr. Busch承认,除了回到原来的治疗方法(如处方睡眠时刻表&刺激控制的练习),他还采纳了我们之前的提议——在卧室挂窗帘,他很惊讶竟然能让自己这么容易入睡。

治疗: 我们鼓励Mr. Busch继续这份工作,并且由于睡眠效率超过93%,我们让他提早15分钟睡觉,即11:45之前。Mr. Busch过去的认知告诉他,不要期望好睡眠,在每天难以早点醒来的时候,想要有好睡眠是不现实的事情。实际上,时间向他证明了一切,许多好睡眠会在闹钟响之前几分钟醒来,并且这不是问题,而是重建生理节奏的信号。

最后, Mr. Busch提出他有两个星期的出差,想知道是否可以将治疗推迟几个星期。我解释说,目前课程可以推迟,但治疗规则要继续。经过讨论,他决定在接下来两周坚持同一睡眠时间表——在他回来后再提前他的睡眠机会。

发放日期: 9/8/2004　　**回收日期:** 9/22/2004　　**签名:**________________

睡眠行为医学服务—改善日记

姓名: S. Busch

阶段9: 调整刺激控制治疗&睡眠限制治疗和复发预防

CPT编码:

90804	90806	90847	90853

药物: 雷尼替丁 75mg/d
布洛芬 600mg必要时(每晚)

坚持: 是 ×
部分
否

上床时间	11:45 pm
睡眠潜伏期	6.5 min
夜间醒来频率	0.5
入睡后觉醒时间	10 min
总睡眠时间	358.5 min
床上时间	375 min
起床时间	6:00 am
睡眠效率	95%

疲劳	–	睡眠相位延迟综合征/睡眠相位前移综合征	?	食欲	–
打盹/小睡	–	自杀观念/杀人观念	–	兴趣	–
集中精神	+	做恶梦	–	心情	–

困倦量表	7
抑郁量表	5
状态–特质性焦虑调查表	35

主观/事件: 两周后，Mr. Busch出差回来，感觉他已经“战胜了睡眠问题”。他说自己在出差期间，睡眠没问题。他的日记反映，每周有2~3天随闹钟醒来，其余几天是在闹钟响前10~20分钟醒来。在他早醒的时候，他会练习刺激控制。他很高兴自己那些天不用担心睡眠或工作，并且越来越自信不会再导致差睡眠模式——如果他按照正确做法。

治疗: 我们常常很难知道“这一步之后，要往哪走”。患者需要继续提前上床时间吗？患者需要继续练习刺激控制吗？等等。经过长时间讨论，我们决定让Mr. Busch在接下来的3个月放弃睡眠时刻表，但仍旧写睡眠日记和练习刺激控制。如果事情没能顺利发展，他将自行实施另一轮睡眠限制治疗。另外，我们推荐他继续使用关于战胜睡眠相关的负性期望认知策略。我们复习了一遍规则，并鼓励他，如果想在下一轮前有些投入的话给我发一封邮件。更多的是，我让他确信，如果他需要“回到训练”，我会让他快速获得服务。这些课程集中在预防复发，如什么是复发、失眠再发作时如何处理等等。最后，我的建议是，尽管他的焦虑状况已经减轻，他的焦虑分数仍持续上升，他先前的压力反应表明他会从正规的压力管理方法中获益，这其中也包括放松训练。他对这些意见非常赞同，我们也向他提供了一些参考信息。

发放日期: 9/22/2004 **回收日期:** 案例结束 **签名:**______________________

Mr. Busch治疗期间进展图示

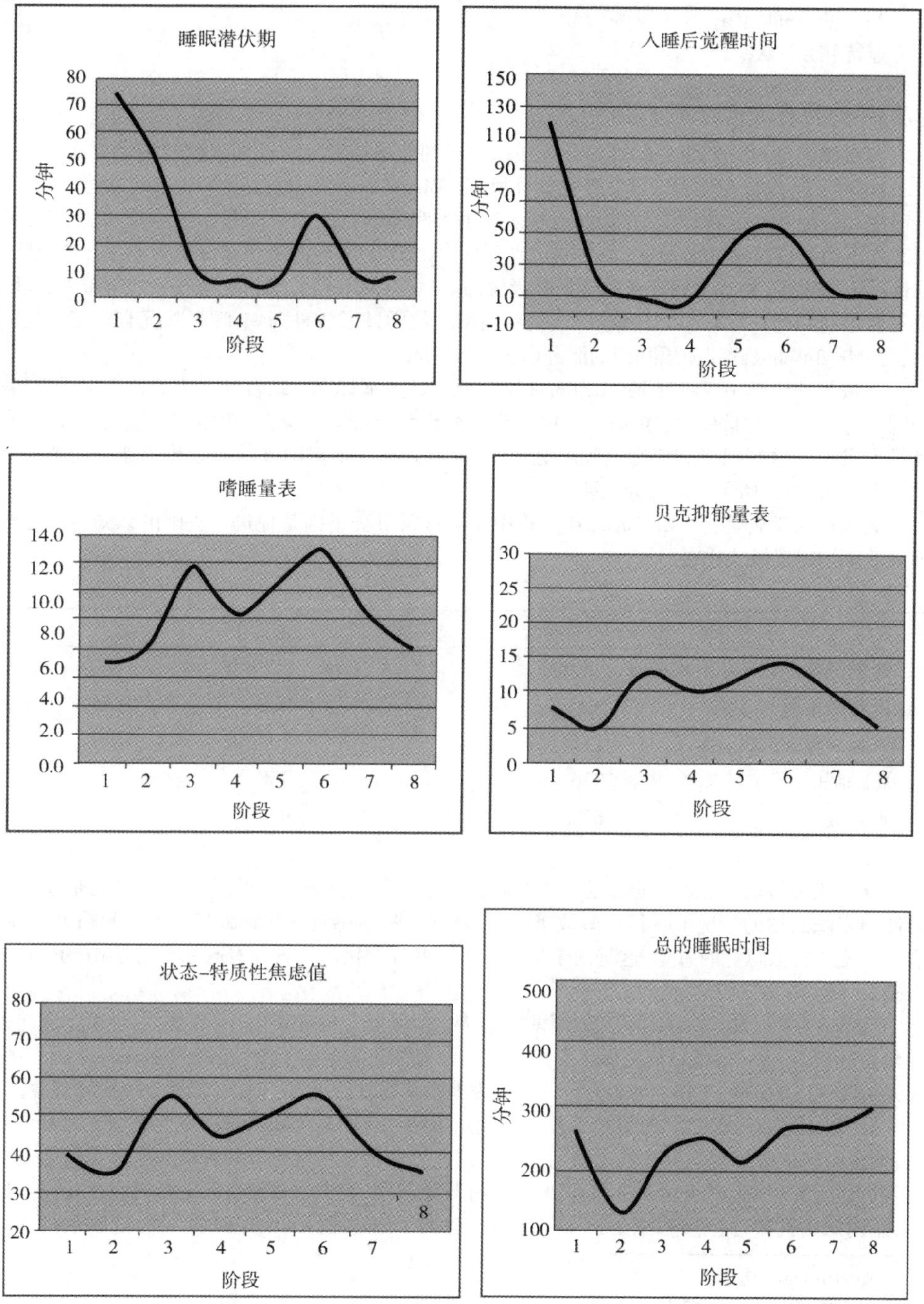

9月29日，2004
Elias Pickwick. MD
25 Nightingale Way
亚特兰大, GA

亲爱的Pickwick医师:

非常感谢您对我们服务的推荐。我很高兴看到您的患者Samuel Busch在2004年7月7日至9月22日使用了9次行为睡眠医学服务。如你所知，Samuel Busch，62岁，已婚，曾有胃食管反流症、肠易激综合征和慢性背痛史，并长期抱怨入睡困难和睡眠持续障碍问题。三年前，这些问题随着工作压力的持续增加而加重。2002年，他失业了。2003年，他的妻子被诊断为癌症。这期间，他体重增加很多，甚至出现轻微的睡眠呼吸暂停。随着体重减轻，您对他睡眠习惯的帮助，睡眠呼吸暂停回归到正常状态，但睡眠模式仍然很糟。他尝试了各种药物，睡眠状况有一定程度的改善。Mr. Busch被建议使用我们的服务以进一步评价。

在最初的合作中，我们感觉Mr. Busch符合原发性失眠标准。结合他之前的社会生活史，我们同时也考虑他可能有潜在焦虑障碍或昼夜节律紊乱，或两者都有。然而，在我们确定是否有其他因素以及这些因素如何影响睡眠之前，应该首先解决他对睡眠的挫败感和糟糕的睡眠条件。因此，我们开始了认知行为试验。

我很高兴地告诉您，Mr. Busch在治疗中做得非常好。下面是他进行失眠的认知行为治疗前后的平均睡眠模式比较:

	治疗前	治疗后
睡眠潜伏期	75分钟	6.5分钟
夜间醒来频率	3.5	0.5
入睡后觉醒时间	121分钟	10分钟
总睡眠时间	336	358
睡眠效率	63%	95%

从上表可以看出，Mr. Busch的所有睡眠持续变量均有改善。但也许最有意义的是他在没有使用安眠药物的情况下获得这些改善。在最后阶段，他感觉这些睡眠量让他日间精力充沛，没有了晚上害怕睡觉的感觉，这是由于他已有了一些控制措施。这些看起来真的是Mr. Busch的突破。

在治疗期间，Mr. Busch很明显有早醒的趋势。但通过安装窗帘遮挡卧室光线，训练上床前去除焦虑和担心，Mr.Busch最终克服了早醒。值得注意的是，在我们治疗期间，Mr. Busch找了一份fledgling公司总经理的工作。如果有任何事成为他睡眠的额外压力，工作却能够让他持续获益。

在我们最后一次见面中，讨论了复发的预防策略。我们建议Mr. Busch考虑使用压力管理方法，他也可能从中学得正规的放松技巧。所有这些方法都能帮他更好的管理焦虑以及预防失眠复发。最后，我很清楚地告诉他，如果他以后有其他问题，我们会非常高兴他及时联系我们。最后，感谢您让我参与您患者的治疗，如果您有任何关于他的评价或治疗问题，请一定联系我。

Austin Doze 医师
BSMS, Dickens 睡眠中心主任

参考文献

1. Morin CM, Culbert JP, Schwartz SM. Nonpharmacological interventions for insomnia: a meta-analysis of treatment efficacy. Am J Psychiatry 1994; 151(8): 1172–1180.
2. Murtagh DR, Greenwood KM. Identifying effective psychological treatments for insomnia: a meta-analysis. J Consult Clin Psychol 1995; 63(1):79–89.
3. Morin CM, Colecchi C, Stone J, Sood R, Brink D. Behavioral and pharmacological therapies for late-life insomnia: a randomized controlled trial [see comments]. JAMA 1999; 281(11):991–999.
4. Smith MT, Perlis ML, Park A, et al. Comparative meta-analysis of pharmacotherapy and behavior therapy for persistent insomnia. Am J Psychiatry 2002; 159(1):5–11.
5. Edinger JD, Wohlgemuth WK, Radtke RA, Marsh GR, Quillian RE. Cognitive behavioral therapy for treatment of chronic primary insomnia: a randomized controlled trial. JAMA 2001; 285(14):1856–1864.
6. World Health Organization. The ICD-10 Classification of Mental and Behavioural Disorders: Clinical descriptions and diagnostic guidelines. Geneva: World Health Organization, 1992.
7. American Psychological Association. DSM-IV. 4 ed. Washington, D.C.: American Psychiatric Association, 1994.
8. American Sleep Disorders Association. The International Classification of Sleep Disorders: Diagnostic and Coding Manual—Revised. Rochester, MN: American Sleep Disorders Association, 1997.
9. Lichstein KL, Durrence HH, Riedel BW, Taylor DJ, Bush AJ. Epidemiology of sleep: Age, gender, and ethnicity. Mahwah, NJ: Erlbaum, 2002.
10. Perlis ML, Smith MT, Orff HJ, Andrews PJ, Giles DE. Beta/Gamma EEG activity in patients with primary and secondary insomnia and good sleeper controls. Sleep 2001; 24(1):110–117.
11. Merica H, Blois R, Gaillard JM. Spectral characteristics of sleep EEG in chronic insomnia. European Journal of Neuroscience 1998; 10:1826–1834.
12. Merica H, Gaillard JM. The EEG of the sleep onset period in insomnia: a discriminant analysis. Physiol Behav 1992; 52(2):199–204.
13. Freedman R. EEG power in sleep onset insomnia. Electroencephalography and Clinical Neurophysiology 1986; 63:408–413.
14. Lamarche CH, Ogilvie RD. Electrophysiological changes during the sleep onset period of psychophysiological insomniacs, psychiatric insomniacs, and normal sleepers. Sleep 1997; 20(9):724–733.
15. Hall M, Buysse DJ, Nowell PD, et al. Symptoms of stress and depression as correlates of sleep in primary insomnia. Psychosom Med 2000; 62(2):227–230.
16. Perlis ML, Giles DE, Mendelson WB, Bootzin RR, Wyatt JK. Subjective—objective discrepancies in psychophysiologic insomnia: A neurocognitive perspective. J Sleep Res 1997; 6:179–188.

17. Spielman A, Caruso L, Glovinsky P. A behavioral perspective on insomnia treatment. Psychiatr Clin North Am 1987; 10(4):541–553.
18. Bootzin RR. Stimulus control treatment for Insomnia. Proceedings, 80th Annual Convention, APA 1972;395–396.
19. Spielman AJ, Saskin P, Thorpy MJ. Treatment of chronic insomnia by restriction of time in bed. Sleep 1987; 10:45–56.
20. Smith MT, Perlis ML, Giles DE, Pennington JY. Behavioral treatment vs pharmacotherapy for Insomnia—A comparative meta-analyses. American Journal of Psychiatry. 159: 5–11. 2002.
21. Chesson AL, Jr., Anderson WM, Littner M, et al. Practice parameters for the nonpharmacologic treatment of chronic insomnia. An American Academy of Sleep Medicine report. Standards of Practice Committee of the American Academy of Sleep Medicine [In Process Citation]. Sleep 1999; 22(8):1128–1133.
22. Chesson A, Jr., Hartse K, Anderson WM, et al. Practice parameters for the evaluation of chronic insomnia. An American Academy of Sleep Medicine report. Standards of Practice Committee of the American Academy of Sleep Medicine [In Process Citation]. Sleep 2000; 23(2):237–241.
23. Bootzin RR, Epstein D, Ward JM. Stimulus control instructions. In: Hauri P, editor. Case Studies in Insomnia. New York, NY: Plenum Press, 1991: 19–28.
24. Morin CM. Insomnia: Psychological Assessment and Management. New York, NY: Guilford Press, 1993.
25. Shoham-Salomon V, Rosenthal R. Paradoxical interventions: A meta-analysis. J Consult Clin Psychol 1987; 55:22–28.
26. Harvey AG, Payne S. The management of unwanted pre-sleep thoughts in insomnia: distraction with imagery versus general distraction. Behav Res Ther 2002; 40(3):267–277.
27. Buysse DJ, Perlis ML. The evaluation and treatment of insomnia. Journal of Prac Psych and Behav Health 1996; March:80–93.
28. Lichstein KL, Riedel BW, Wilson NM, Lester KW, Aguillard RN. Relaxation and sleep compression for late-life insomnia: a placebo- controlled trial. J Consult Clin Psychol 2001; 69(2):227–239.
29. Haynes SN, Woodward S, Moran R, Alexander D. Relaxation treatment of insomnia. Behavior Therapy 1974; 5:555–558.
30. Freedman R, Papsdorf JD. Biofeedback and progressive relaxation treatment of sleep-onset insomnia: a controlled, all-night investigation. Biofeedback & Self Regulation 1976; 1(3):253–271.
31. Bootzin RR. Evaluation of stimulus control instructions, progressive relaxation, and sleep hygiene as treatments for insomnia. In: Koella WP, Ruther E, Schulz H, editors. Sleep. Stuttgart, Germany: Gustav Fischer Verlag, 1984: 142–144.
32. Borkovec TD, Fowles DC. Controlled investigation of the effects of progressive and hypnotic relaxation on insomnia. J Abnorm Psychol 1973; 82(1):153–158.
33. Wehr TA, Sack DA, Rosenthal NE. Antidepressant effects of sleep deprivation and phototherapy. Acta Psychiatr Belg 1985; 85(5):593–602.
34. Terman M, Schlager DS. Twilight therapeutics, winter depression, melatonin, and sleep. [References]. In: J.M., R.G., editors. Sleep and biological rhythms: Basic mechanisms and applications to psychiatry. New York, NY, US: Oxford University Press, 1990: 113–128.
35. Czeisler CA, Kronauer RE, Mooney JJ, Anderson JL, Allan JS. Biologic rhythm

disorders, depression, and phototherapy. A new hypothesis. [Review]. Psychiatr Clin North Am 1987; 10(4):687–709.
36. Chesson AL, Jr., Littner M, Davila D, et al. Practice parameters for the use of light therapy in the treatment of sleep disorders. Standards of Practice Committee, American Academy of Sleep Medicine. Sleep 1999; 22(5):641–660.
37. Cooke KM, Kreydatus MA, Atherton A, Thoman EB. The effects of evening light exposure on the sleep of elderly women expressing sleep complaints. J Behav Med 1998; 21(1):103–114.
38. Sedgwick PM. Disorders of the sleep-wake cycle in adults. Postgrad Med J 1998; 74(869):134–138.
39. Turek FW. Introduction to Chronobiology: Sleep and the Circadian Clock. In: Kryger MH, Roth T, Dement WC, editors. Principles and Practice of Sleep Medicine. Philadelphia, PA: W. B. Saunders Co., 2000: 319–320.
40. Czeisler CA, Khalsa BS. The Human Circadian Timing System and Sleep-Wake Regulation. In: Kryger MH, Roth T, Dement WC, editors. Principles and Practice of Sleep Medicine. Philadelphia, PA: W. B. Mason Co., 2000: 353–376.
41. Turek FW. Introduction: Disorders of Chronobiology. In: Kryger MH, Roth T, Dement WC, editors. Principles and Practice of Sleep Medicine. Philadelphia, PA: W.B. Mason Co., 2000: 589–590.
42. Baker SK, Zee PC. Circadian Disorders of the Sleep-Wake Cycle. In: Kryger MH, Roth T, Dement WC, editors. Principles and Practice of Sleep Medicine. Philadelphia, PA: W.B. Mason Co., 2000: 606–614.
43. Kayumov L, Hawa R, Lowe A, Levin Y, Golbin A, Shapiro CM. Increases in evening- and night-time melatonin levels following brain music therapy for anxiety-associated insomnia. Sleep 2003; 26(Suppl):A99.
44. Bastien CH, Morin CM, Bouchard S et al. Cognitive-Behavioral Treatment of Insomnia: Individual, Group, and Phone Therapy. Sleep 1999; 22(Suppl.): C250.K3.
45. Lichstein KL, Durrence HH, Bayen UJ, Riedel BW. Primary versus secondary insomnia in older adults: subjective sleep and daytime functioning. Psychol Aging 2001; 16(2):264–271.
46. McCrae CS, Lichstein KL. Secondary insomnia: diagnostic challenges and intervention opportunities. Sleep Med Rev 2001; 5(1):47–61.
47. Lichstein KL, Durrence HH, Bayen UJ, Riedel BW. Primary versus secondary insomnia in older adults: subjective sleep and daytime functioning. Psychol Aging 2001; 16(2):264–271.
48. Lichstein KL, Wilson NM, Johnson CT. Psychological treatment of secondary insomnia. 2000. Ref Type: Unpublished Work
49. Perlis ML, Sharpe M, Smith MT, Greenblatt D, Giles D. Behavioral treatment of insomnia: treatment outcome and the relevance of medical and psychiatric morbidity. J Behav Med 2001; 24(3):281–296.
50. Dashevsky BA, Kramer M. Behavioral treatment of chronic insomnia in psychiatrically ill patients. J Clin Psychiatry 1998; 59(12):693–699.
51. Morin CM, Kowatch RA, Wade JB. Behavioral management of sleep disturbances secondary to chronic pain. Journal of Behavior Therapy & Experimental Psychiatry 1989; 20(4):295–302.
52. Currie SR, Wilson KG, Pontefract AJ, deLaplante L. Cognitive-behavioral treatment of insomnia secondary to chronic pain. J Consult Clin Psychol 2000;

68(3):407–416.
53. Savard J, Morin CM. Insomnia in the context of cancer: a review of a neglected problem. J Clin Oncol 2001; 19(3):895–908.
54. Savard J, Simard S, Blanchet J, Ivers H, Morin CM. Prevalence, clinical characteristics, and risk factors for insomnia in the context of breast cancer. Sleep 2001; 24(5):583–590.
55. Perlis ML, Giles DE, Mendelson WB, Bootzin RR, Wyatt JK. Psychophysiological insomnia: the behavioural model and a neurocognitive perspective. J Sleep Res 1997; 6:179–188.
56. Perlis ML, Merica H, Smith MT, Giles DE. Beta EEG in insomnia. Sleep Medicine Reviews 2001; 5(5):365–376.
57. Perlis ML, Smith MT, Orff HJ, Enright T, Nowakowski S, Jungquist C, Plotkin K. The Effects of Modafinil and CBT on Sleep Continuity in Patients with Primary Insomnia. Sleep 2004; 27(4):715–725.
58. Lichstein KL, Peterson BA, Riedel BW, Means MK, Epperson MT, Aguillard RN. Relaxation to assist sleep medication withdrawal. Behav Modif 1999; 23(3):379–402.
59. Tabloski PA, Cooke KM, Thoman EB. A procedure for withdrawal of sleep medication in elderly women who have been long-term users. J Gerontol Nurs 1998; 24(9):20–28.
60. Wright Jr KP, Hughes RJ, Kronauer RE, Dijk DJ, Czeisler CA. Intrinsic near-24-hour pacemaker period determines limits of circadian entrainmant to a weak synchronizer in humans. Proc Natl Aca Sci USA 2001; 98(24):14027–14032.
61. Boivin DB, Duffy JF, Kronauer RE, Czeisler CA. Dose-response relationships for resetting of human circadian clock by light. Nature 1996; Feb 8; 379(6565): 540–542.
62. Boivin DB, Duffy JF, Kronauer RE, Czeisler CA. Sensitivity of the human circadian pacemaker to moderately bright light. J Biol Rhythms 1994; 9(3–4):315–331.
63. Riedel BW, Lichstein KL. Strategies for evaluating adherence to sleep restriction treatment for insomnia. Behav Res & Therapy 2001; 39:201–212.
64. Borkovec T, Grayson J, O'Brien G, Weerts T. Relaxation treatment of pseudoinsomnia and isopathic insomnia: an encephalographic evaluation. Journal of Applied Behavioral Analysis 1979; 12:37–54.
65. Lack LC, Bootzin RR. Circadian Rhythm Factors in Insomnia and Their Treatment. In: Perlis ML, Lichstein KL, editors. Treating Sleep Disorders: Principles and Practice of Behavioral Sleep Medicine. Hoboken, NJ: John Wiley and Sons, Inc., 2003: 305–343.
66. Beck AT, Rush AJ, Shaw BF, Emery G. Cognitive Therapy of Depression. New York: Guilford Press, 1979.
67. Barlow DH, CMG, Cerny JA, KJS. Behavioral treatment of panic disorder. Behavior Therapy 1989; 20(2).
68. Perlis M, Aloia M, Millikan A et al. Behavioral treatment of insomnia: A clinical case series study. J Behav Med 2000; 23(2):149–161.
69. Dobson KS. A meta-analysis of the efficacy of cognitive therapy for depression. J Consult Clin Psychol 1989; 57(3):414–419.
70. Albano AM, Marten PA, Holt CS, Heimberg RG, Barlow DH. Cognitive-behavioral group treatment for social phobia in adolescents. A preliminary study. J Nerv Ment Dis 1995; 183(10):649–656.
71. Barlow DH. Cognitive-behavioral approaches to panic disorder and social

phobia. Bull Menninger Clin 1992; 52(2 Suppl A):A14–A28.
72. Harvey L, Inglis SJ, Espie CA. Insomniacs' reported use of CBT components and relationship to long-term clinical outcome. Behav Res Ther 2002; 40(1): 75–83.
73. Backhaus J, Hohagen F, Voderholzer U, Reimann D. Long-term effectiveness of a short-term cognitive-behavioral group treatment for primary insomnia. Eur Arch Psychiatry Clin Neurosci 2001; 251(1):35–41.
74. Bastien CH, Fortier-Brochu E, Rioux I, LeBlanc M, Dayley M, Morin CM. Cognative Performance and Sleep Quality in the Elderly Suffering From Chronic Insomnia Relationship Between Objective and Subjective Measures. J Psychosom Res 2003;(54):39–49.
75. Qin YL, McNaughton BL, Skaggs WE, Barnes CA. Memory reprocessing in corticocortical and hippocampocortical neuronal ensembles. Philosophical transactions of the royal society of London. Biological Sciences 1997; 352(13).
76. Winson J. Brain and Psyche: The Biology of the Unconscious. New York, NY: Doubleday and Company, 1985.
77. Winson J. The biology and function of REM sleep. Current Opinion in Neurobiology 1999; 3:1–6.
78. Plihal W, Born J. Memory consolidation in human sleep depends on inhibition of glucocorticoid release. Neuroreport 1999; 10(13):2741–2747.
79. Kramer M, Roth T. The mood regulating function of sleep. 1st Europ Congr Sleep Res 1972;563–571.
80. Cartwright RD, Luten A, Young M, Mercer P, Bears M. Role of REM sleep and dream affect in overnight mood regulation: a study of normal volunteers. Psychiatric Research 1998; 81(1):1–8.
81. Perlis ML, Nielsen TA. Mood Regulation, Dreaming and Nightmares: Evaluation of a Desensitization Function of REM Sleep. Dreaming 1993; 3(4):243–257.
82. Adam K, Oswald I. Sleep is for tissue restoration. J R Coll Physicians Lond 1977; 11:376–388.
83. Ebert D, Kaschka WP, Schrell U. Human growth hormone before and after sleep deprivation. European Psychiatry 1992; 7(4):197.
84. Ambrosini PJ, Metz C, Bianchi MD, Rabinovich H, Undie A. Concurrent validity and psychometric properties of the Beck Depression Inventory in outpatient adolescents. J Am Acad Child Adolesc Psychiatry 1991; 30(1):51–57.
85. Bumberry W, Oliver JM, McClure JN. Validation of the Beck Depression Inventory in a university population using psychiatric estimate as the criterion. J Consult Clin Psychol 1978; 46(1):150–155.
86. Robinson BE, Kelley L. Concurrent validity of the Beck Depression Inventory as a measure of depression. Psychol Rep 1996; 79(3 Pt 1):929–930.
87. Schotte CK, Maes M, Cluydts R, De Doncker D, Cosyns P. Construct validity of the Beck Depression Inventory in a depressive population. J Affect Disord 1997; 46(2):115–125.
88. de Beurs E, Wilson KA, Chambless DL, Goldstein AJ, Feske U. Convergent and divergent validity of the Beck Anxiety Inventory for patients with panic disorder and agoraphobia. Depression & Anxiety 1997; 6(4):140–146.
89. Osman A, Kopper BA, Barrios FX, Osman JR, Wade T. The Beck Anxiety Inventory: reexamination of factor structure and psychometric properties. J Clin Psychol 1997; 53(1):7–14.

90. Ware JE, Jr., Sherbourne CD. The MOS 36-item short-form health survey (SF-36). I. Conceptual framework and item selection. Med Care 1992; 30(6):473–483.
91. McHorney CA, Ware JE, Jr., Raczek AE. The MOS 36-Item Short-Form Health Survey (SF-36): II. Psychometric and clinical tests of validity in measuring physical and mental health constructs. Med Care 1993; 31(3):247–263.
92. Brazier JE, Harper R, Jones NM et al. Validating the SF-36 health survey questionnaire: new outcome measure for primary care. BMJ 1992; 305(6846): 160–164.
93. Kerns RD, Turk DC, Rudy TE. The West Haven-Yale Multidimensional Pain Inventory (WHYMPI). Pain 1985; 23(4):345–356.
94. Turk DC, Rudy TE. Toward an empirically derived taxonomy of chronic pain patients: integration of psychological assessment data.
95. Buysse DJ, Reynolds CF, Monk TH, Berman SR, Kupfer DJ. The Pittsburgh Sleep Quality Index: a new instrument for psychiatric practice and research. Psychiatry Res 1989; 28(2):193–213.
96. Bastien C, Vallieres, Morin CM. Validation of the Insomnia Severity Index as an outcome measure for Insomnia research. Sleep Medicine 2001; 2:297–307.
97. Johns MW. Sleepiness in different situations measured by the Epworth Sleepiness Scale. Sleep 1994; 17(8):703–710.
98. Smets EM, Garssen B, Bonke B, De Haes JC. The Multidimensional Fatigue Inventory (MFI) psychometric qualities of an instrument to assess fatigue. J Psychosom Res 1995; 39(3):315–325.

词汇表

A

Actigraph 活动记录仪

类似腕表的生物仪器，用于测量和记录活动。

Actigraphy 活动记录检查

可评估超过24小时的定量活动，记录运动活动数据以建立睡眠连续性方程。这种方法可以"客观"测量睡眠，用于鉴定昼夜节律紊乱和（或）睡眠状态错误感知。

Advanced sleep phase syndrome（ASPS）睡眠相位前移综合征

时钟时间/社会规范和个人生物学首选睡眠相位（内源性节律）间的失调所致的昼夜节律紊乱。这里存在一个超前的概念，即个体生物钟比时钟时间早几个小时。存在这种障碍的个体会在午后或傍晚有不可抗拒的嗜睡体验，为此很早就寝，而随后出现早醒。正常的睡眠过程中，晚上8点到清晨4点间为睡眠期（无睡眠连续性和睡眠结构失调）。

Alpha sleep α睡眠

一般，非快速眼动睡眠脑电图是在δ（0.5~2.0Hz）和θ（2.0~8.0Hz）间的慢波脑电图频率。α频率（0.8~12.0Hz）通常是指松弛的觉醒状态。α睡眠，α活动的发生混杂着δ和θ活动，而不是纯粹的非快速眼动睡眠。α睡眠最初被认为是一种病理形式的睡眠，这种睡眠在抑郁症患者和（或）纤维肌痛患者中也被观察到。α睡眠代表的是正常变异还是病理，是目前所争论的问题。

Autogenic training 自律训练法、自我训练法、自我训练

这是放松技术之一。这种放松形式要求个体将注意力系统性地集中在身体的不同部位，并想象自己感觉到温暖或沉重。这种技术被认为是可以控制血液流动，并相应地增强副交感神经、减少交感神经活动的方法。这个过程有减少焦虑和穷思竭虑的功能，因此具有一定的实用性。

B

Beck Anxiety Inventory（BAI）贝克焦虑量表

一种用于测量焦虑症状的严重程度的自我汇报测验工具。这个测验权重针对生理焦虑症状（如心律不齐、呼吸急促等），而这些可能是惊恐障碍的表现。

Beck Depression Inventory(BDI) 贝克抑郁量表

一种用于测量抑郁症状的严重程度的自我汇报测验工具。这种测量权重针对认知–情感障碍(如病理性心境恶劣、抑郁认知等)。

Benzodiazepines 苯二氮䓬类药物

作用于苯二氮䓬受体形成药物受体复合物的一类化学物质,能够促进神经元的超极化。这种物质临床应用于广泛的适应证,包括镇定催眠、睡眠诱导、抵抗焦虑、自我放松、治疗癫痫发作等。

Benzodiazepine Receptor Agonists(BZRAs) 苯二氮䓬类受体拮抗剂

苯二氮䓬类受体拮抗剂来源于传统的苯二氮䓬类药物,但是它不能形成苯二氮䓬受体复合物并且产生相似的作用。这一类的药物包括唑吡坦(Ambien)、扎来普隆(Sonata)、佐匹克隆(Estorra)。

Beta EEG Activity β脑电活动

睡后觉醒时的一种高频率脑电活动形式,与睡眠质量感知和睡眠状态的错误感知有关。频率范围是15Hz到35Hz,电压一般小于5μV波峰。大多数调查是将这一频阈作为两个独立频段进行评估的:β1(约15~25 Hz)和β2(约25~35 Hz)。

Bright Light Therapy 亮光疗法

参见光疗。

C

Chronic insomnia 慢性失眠

慢性失眠的特征是症状持续至少一个月,更典型的症状是持续六个月及以上。与传统医学对长期和短期的定义是一致的。

Circadian Dysrhythmia 昼夜节律障碍

任何振幅或相位畸变引起的生物或行为的异常现象。

Circadian Pacemaker 昼夜节律起搏点

一种神经生物机制,认为是由"生物钟"负责一天24小时生物或行为现象的起搏。

Circadian Rhythm 昼夜节律

生物或行为功能,随白天和黑夜或睡眠和清醒24小时周期性的变化。

Cognitive Restructuring 认知重组

针对自动化非适应性认知和信念的治疗技术,它使患者批判性地评价自己的思维过程。

Compensatory Strategies 补偿式策略

个人从事一种改善症状的行为活动。这种补偿性策略可以帮助人们减轻痛苦,对急性疾病持续存在有效。

D

Delayed Sleep Phase Syndrome(DSPS)睡眠时相延迟综合征

昼夜节律紊乱,时钟时间/社会规范与个人生物学首选睡眠时相不一致。这里的延迟指的是个体生物钟比时钟时间延迟几个小时。有这种障碍的个体其睡眠体验比传统的朝九晚五上班上课的人要延迟几个小时。这些个体在他自身生物学首选睡眠时相前入睡困难。典型的睡眠过程是凌晨4点到午夜12点之间,这段时间是个体的首选睡眠时相,在这个阶段入睡的个体是正常的(无睡眠连续性或睡眠结构干扰)。

Disorders of Initiating and Maintaining Sleep(DIMS)睡眠起始和维持障碍

该分类术语和最初的国际睡眠障碍分类方式疾病分类学一起被用来描述主诉入睡困难和易醒的睡眠障碍。

Downward Titration 向下滴定法

系统地减少剂量以达到最佳效果。行为睡眠医学的样例是,在压缩睡眠治疗过程中适当地、有计划地减少总体的睡眠,间隔期要超过5个星期。

E

Early Insomnia 早期失眠症

参见初期失眠症。

Early Morning Awakening 早醒型失眠症

参见晚期失眠症。

Electroencephalography(EEG)脑电图

通过头皮表面的电极来记录大脑放电活动的过程。这些数据联合肌电图和眼动图测量组成睡眠的5个阶段[第一阶段到第四阶段睡眠,快速眼动(REM)睡眠]。

Electromyography(EMG)肌电图

记录与肌肉组织缩减程度相关放电活动的过程。

Electro-occulography(EOG)眼动图

一个记录视网膜放电活动的过程。它在眼球偏离或者朝向电极的活动中增加或者减少电压。

Epworth Sleepiness Scale（ESS）Epworth 嗜睡量表

睡眠自评工具，这个测量表需要个体来评定在不恰当的时间和地点进入睡眠的可能性。用这种弧线测定来制定两到四周的时间模型。

Excessive Daytime Somnolence（EDS）白天过度嗜睡症

是一个主客观问题的调整，个体延迟了适当入睡的时间和地点。主观评估白天嗜睡症可能是从患者抱怨到使用回顾性量表比如Epworth嗜睡量表（ESS）或卡罗林斯卡嗜睡量表（KSS）。客观评估白天嗜睡症包括两个步骤：睡眠潜伏期测验或保持清醒状态测试。这些评估结果可能是一种具有高水平敏感性和特异性的信号和症状，区别于如嗜睡症或睡眠起始和维持障碍等睡眠障碍。

F

Frequency of Nocturnal Awakenings（FNA）夜间觉醒频率

夜间醒来的次数。注：这是一种描述睡眠持续中断的非标准术语。另一个被频繁使用的说法为醒来次数。

G

GABAergic Substances 氨基丁酸能物质

一种利用苯二氮䓬类受体激发促进活力的物质。此类物质包括了苯二氮䓬类药物如双香豆素，和“非苯二氮䓬类药物”如唑吡坦。

Gamma EEG Activity γ脑电活动

一种高频脑电图活动，发生在与感觉处理、注意和长时记忆有关的失眠。此类活动的发生与从睡眠中觉醒、睡眠质量感知和睡眠阶段的错误感知有关，例如β 活动。频率范围是35~45Hz，电压低于5mV的波峰。有些调查者认为发现这类活动为40Hz。

H

Homeostat（Sleep Homeostat）恒定性（睡眠恒定性）

一种神经生物结构或一种能规律化睡眠长度和质量的结构体，这种结构体建立于优先清醒的长度或者质量。

Homeostatic Pressure 生理恒定压力

一种睡眠驱动力，该睡眠是以延长清醒时间为基础的。

Hypnogram 睡眠结构图

进入睡眠周期后显示睡眠过程的示意图。该图以睡眠分期为纵坐标（标注清醒、快速眼动、阶段一、二、三、四），时间为横坐标。

Hypnotic 安眠药

一种促进睡眠的物质(somnogenic)。

I

Initial Insomnia 早期失眠症

该失眠症以就寝时入睡困难为特征。

Insomnia Severity Index 失眠严重性指数

可以通过一个简单的自我汇报量表来对失眠严重性进行测量,比如将失眠症状的强度、持续时间和日间功能失调的出现频率等因素考虑在内。该指标还可用于对早期、中期、晚期失眠症中存在的病症进行分辨。

Insufficient Sleep Syndrome 睡眠不足综合征

根据国际睡眠障碍分类,该症主要是由于过短的睡眠时间导致的日间疲劳或困睡。

International Classification of Sleep Disorders-Revised(ICSD-R)《国际睡眠障碍分类-修订版》

用来定义睡眠障碍的三个分类方案之一。另外两个疾病分类学方法是《精神疾病诊断与统计手册》(DSM-IV-TR)与《国际疾病分类手册》(ICD)。

L

Late Insomnia 晚期失眠症

该病症术语与汉密尔顿抑郁量表联合使用,是终期失眠症和(或)早醒的代名词。

M

Middle Insomnia 中期失眠症

该失眠症以时常和(或)长期在夜间醒来为特征,需要与早期失眠症和晚期失眠症相区分。

Mixed Insomnia 混合型失眠症

该失眠症包括一切有可能在入睡时、夜间、清晨时醒来的混合情况。

Multicomponent approach 多成分疗法

由超过一种疗法所进行的干预措施。相对于失眠症的认知行为治疗,该疗法包括至少三个成分:刺激控制法、睡眠限制疗法与睡眠卫生教育。

Multidimensional Pain Inventory(MPI) 多维疼痛清单

一个测量多方面的长期疼痛经验的自我汇报量表,包括且不限于:疼痛强度、在日常功能中与疼痛相关的影响、情感痛苦、活动性程度等。

Multifactorial Fatigue Inventory（MFI）多因子疲劳清单
一个测量包括躯体与心理等方面多维度疲劳的自我汇报量表。

N

NREM Sleep 非快速眼动睡眠
顾名思义，即“不是快速眼动睡眠”，是指1期到4期睡眠。

Narcolepsy 发作性睡病
该症是基于遗传的综合征，患该症的患者会经历部分或全部如下的症状：过度嗜睡、入睡前幻觉、昏倒、睡眠发作与睡瘫。该障碍被认为是一种状态分离性障碍，以在清醒状态下突然出现异常的快速眼动睡眠期为特征。

Neurofeedback 神经反馈
一类涉及脑电图生物反馈或脑电图步测/传输来产生脑电图睡眠（增加 δ / θ 活动）的治疗。

Nocturnal Myoclonus 夜间肌肉抽动
参见周期性睡眠肢体抽动症。

Nonrestorative Sleep 非复苏睡眠
该疾病患者的睡眠质量差，并且患者在一夜的睡眠过后依然感到疲劳。该疾病也可出现在无伴随的睡眠连续性障碍的情况下。

O

Obstructive Sleep Apnea（OSA）阻塞性睡眠呼吸中止
在睡眠时呼吸持续10秒或更久暂时停止。窒息的发生与上层呼吸道阻塞有关。阻塞性睡眠呼吸中止的主要症状包括过度嗜睡、打鼾声大、晨间头痛及唇干、醒来时有呼吸困难感、睡眠时异常肌肉活动等。

Occult Sleep Disorders 隐匿性睡眠障碍
该睡眠障碍的存在缺乏明确的症状与体征。

P

Paradoxical Insomnia 异型睡眠
参见睡眠状态错误感知。

Parasomnias 异睡症

在睡眠时发生的活动与行为。异睡症的两大分类分别是:发生在快速眼动睡眠时的异睡症和发生在非快速眼动睡眠时和(或)于非快速眼动睡眠转换中的异睡症。非快速眼动睡眠异睡症包括梦游、梦呓、夜惊与觉醒混淆。快速眼动睡眠异睡症包括梦魇、快速眼动睡眠行为障碍等。异睡症可能与睡眠连续性障碍有关。

Periodic Limb Movements of Sleep(PLMS)周期性睡眠肢体抽动症

在睡眠时出现足部脚踝急速部分弯曲、大脚趾扩大、膝部与臀部部分弯曲。抽动周期为20秒至60秒,抽动以固定模式持续0.5秒至5秒。

Perpetuating Factors 维持因素

在失眠症行为模式的环境中(即三因素或Spielman模式),维持因素指的是使得失眠症持续成为长期障碍的行为;行为包括且不限于,拖延睡眠机会、醒时躺在床上。

Phase Advance 相位提前

参见睡眠相位提前综合征。

Phase Delay 相位延迟

参见睡眠相位延迟综合征。

Phototherapy 光疗

使用高强度、全波谱的光线来帮助生理节奏存在障碍的患者推动相位转换。在治疗原发性失眠症中,光线疗法对改善失眠、治疗亚临床相位紊乱以及改善情绪也相当有效。

Pittsburgh Sleep Quality Index(PSQI)匹兹堡睡眠质量指数

一个测量多方面睡眠紊乱的自我汇报量表。测量的范围包括:睡眠紊乱的整体程度、睡眠持续紊乱的时间、日间功能失调等。

Poikilothermia 变温

该词为"冷血"的同义词(即体温的控制由环境因素所决定或导致)。

Polysomnography(PSG)多导睡眠监测

一个通过放置在头皮表面、眼部周围、口周围肌肉的电极来对睡眠过程进行监控的仪器。所获得的数据结合起来,可以对构成睡眠的五个阶段(阶段1至阶段4睡眠以及快速眼动睡眠)进行侦测和测量。还需要另外的电生理方法来协助解答诸如阻塞性睡眠呼吸中止(OSA)、周期型睡眠肢体抽动症(PLMS)等其他睡眠相关现象。

Polysomnogram 多导睡眠记录

通过多导睡眠记录仪对个人睡眠进行记录所得到的电子的或纸质的记录。

Precipitating Factors 诱因

在失眠症行为模式的环境中，诱因指的是导致失眠症急性发作的内在的和外在的紧张性刺激。一般认为，紧张性刺激的范围贯穿生物–心理–社会学的范围，包括医疗疾病、生活重大事件等。

Predisposing Factors 易感因素

在失眠症行为模式的环境中，易感因素指的是那些可能使得他/她更易于出现失眠症急性发作的个体稳定的性格特质。一般认为，这些性格特质的范围贯穿生物、心理和社会因素的范围，包括反应过度与过分活跃、忧心忡忡与过度沉思。

Primary Insomnia 原发性失眠症

该病症术语在《精神疾病诊断与统计手册》（DSM）中用于定义长期失眠症。该分类系统还考虑到“继发性失眠”。后者指的是因为易变的或持续的医学或精神病学条件所引起并永存的急性或慢性失眠症。

Prescribed Time In Bed（PTIB）规定的上床时间

在治疗中医师规定的患者每天晚上就寝的时间。

Prescribed Time Out of Bed（PTOB）规定的起床时间

在治疗中医师规定的患者每天早晨起床的时间。

Presleep Arousal Scale 睡前唤醒量表

一种自评量表，用于测量在尝试入睡时体验到的躯体和认知的症状的严重程度。躯体量表中的症状包括感觉热、心跳过度、身体紧张等。认知量表中的症状包括思维密集、焦虑、闯入性思维等。

Progressive Muscle Relaxation（PMR）渐进式肌肉放松法

一种行为治疗法，用于教会个体如何认识到身体的紧张并减缓之。该治疗过程是由一系列的锻炼练习构成，系统地拉伸–放松几个主要的骨骼肌肉群。指导个体去关注在这些锻炼练习中体验到的紧张与放松的身体感觉。渐进式肌肉放松法（PMR）通常是多成分疗法中的组成部分之一，并对于经历长期痛苦的患者尤其有效。

Psychophysiological Insomnia 心理–生理性失眠症

这是美国睡眠障碍联合会（ASDA）睡眠障碍国际分类（ICSD）对“原发性失眠症”的分类。它考虑到失眠症是一种独立的疾病实体，并且强调在该疾病表现中心理/行为因素与生理因素对该症的影响。

R

Relaxation Training 放松训练

一套用于降低生理和认知觉醒水平的认知行为技术。这种干预的常见形式是进行渐近式肌肉放松、腹式呼吸和自我训练。

REM Sleep 快速眼动睡眠

脑电图所呈现的5个阶段睡眠的其中一段。这一阶段睡眠的特征是快频率低幅脑电图，并伴随有快速眼动及肌肉弛缓。对成人而言，快速眼动睡眠占总睡眠时间的15%到20%之间。快速眼动睡眠也被视为异相睡眠。

Restless Legs Syndrome（RLS）不宁腿综合征

一种在夜间静止时出现的四肢末端的感觉异常。患者将这种感觉描述为针刺、内在的痒感、虫爬感。这些感觉一般可以通过行走、屈伸动作缓解。不宁腿综合征可能与睡眠起始困难有关，与周期性睡眠肢体抽动综合征关系密切。

S

Secondary Insomnia 继发性失眠

因其他身体疾患、精神疾患或其他外在因素所导致的失眠。

Sedatives 镇静剂

在睡眠医学中，指睡眠诱导或睡眠促进剂。

SF-36 Health Survey 健康调查简表

用于评估生活质量的自评量表，包括八个要素：身体和社会功能、躯体角色、情绪角色、心理健康、活力、肌体疼痛、一般健康状况。

Sigma Activity Sigma 活动

这种形式的脑电活动的特征频率为12~14Hz。正常个体脑电图 ε 以睡眠纺锤波形式发生（一种持续5秒到2秒的增减形式）。这种脑电图特征与K复合波共同确定第二阶段的睡眠，一系列 ε 活动持续时间超过2秒，常会伴随使用苯二氮䓬类药物受体激动剂的使用发生。

Sleep Architecture 睡眠结构

是指根据多导睡眠监测分期的睡眠组成，典型的睡眠结构变量包括1~4阶段和快速眼动睡眠。

Sleep Compression 睡眠压缩

提高睡眠效率的行为技术。卧床时间限制在总平均睡眠时间。与睡眠限制不同，这项技术需要5周的时间逐渐实现。

Sleep Continuity 睡眠连续性

启动睡眠模式的速度和综合睡眠的水平。组成睡眠连续性的5个变量：睡眠潜伏期、夜间觉醒的频率、醒后入睡时间、总睡眠时间、睡眠效率。

Sleep Diary 睡眠日记

测量睡眠连续性和睡眠质量，通过记录每天上床的时间、起床的时间、睡眠潜伏期、夜间觉醒的频率、醒后入睡时间、总睡眠时间、睡眠效率。睡眠日记也可包含很多临床医师想要测量的样本其他信息，包括药物使用、酒精使用等。

Sleep Efficiency 睡眠效率

总睡眠时间与在床时间的比率乘以100。这个变量经常被当做睡眠连续性最好的单一度量使用。

Sleep Hygiene 睡眠卫生

一套具有广泛性的指导方案，用于促进形成良好的睡眠连续性的建议和劝阻方法，例如有些说明包括规范的就寝时间和起床时间、睡前对酒精和含咖啡因饮料的限制等。

Sleep Maintenance Insomnia 睡眠维持型失眠

开始入睡后难以保持睡眠。见中期失眠症和晚期失眠症。

Sleep Latency（SL）睡眠潜伏期

从关灯时（为了睡觉）直到开始入睡的几分钟，可以通过自我汇报、活动记录检查和（或）多导睡眠记录法测量。

Sleep Opportunity 睡眠机会

个体分配于睡眠的总时间。

Sleep Pressure 睡眠压力

参见稳态压力。

Sleep Restriction Therapy（SRT）睡眠限制疗法

通过增加稳态睡眠驱动力来提高睡眠连续性的行为治疗，尽管会出现部分睡眠剥夺。

Sleep State Misperception（SSM）认知性睡眠困扰、睡眠状态知觉异常

一种失眠形式，表现为主观抱怨，不是通过传统的多导睡眠记录仪方法来证实的。也就是说，个体所抱怨的失眠连续性问题实质上是在多导睡眠记录仪记录的正常范围内的。

Stage 1 Sleep 第一阶段睡眠

非快速眼动睡眠阶段，发生在开始入睡时或是从第2、3、4或快速眼动睡眠阶段觉醒时。由相对低的脑电活动伴随混合频率，主要是低于 θ 和 α 活动频率的50%。它包括脑电活动定

点波和缓慢的滚动的眼球活动；没有睡眠纺锤波、K复合波或快速眼动睡眠。第一阶段睡眠占总睡眠过程的2%~5%。

Stage 2 Sleep 第二阶段睡眠

非快速眼动睡眠阶段，其特征为开始出现睡眠纺锤波（sleep spindles）和K复合波，其脑电图背景是相对低电压和混合频率。高压δ波可能占第二阶段睡眠的20%，第二阶段睡眠占总睡眠过程的45%~60%。

Stage 3 Sleep 第三阶段睡眠

非快速眼动睡眠，20%到50%的时间所包含的脑电波频率在0.5~2Hz间，每个波峰均高于75mV。

Stage 4 Sleep 第四阶段睡眠

非快速眼动睡眠，50%到100%的时间所包含的脑电波频率在0.5~2Hz间，每个波峰均高于75mV。

State Trait Anxiety Inventory（STAI）状态-特质焦虑问卷

通过两个维度（状态VS特质）来评估焦虑的自评工具。这个量表对广泛性焦虑更为敏感（与惊恐障碍相比）。

Stimulus Control Therapy（SCT）刺激控制疗法

通过限制影响睡眠的刺激来治疗失眠的行为疗法。

T

Terminal Insomnia 终期失眠症

患者主要抱怨早醒的一种失眠形式。

Time to Bed（TTB）就寝时间

个体打算上床睡觉的平均时间。该变量常累计1~2周有睡眠价值的睡眠日记数据。

Time out of Bed（TOB）起床时间

早晨起床的时间。

Total Sleep Time（TST） 总睡眠时间

对于给定的睡眠机遇期的总实际睡眠时间。不由个体评估，而根据睡眠日记数据，计算代表总脑电图测量的睡眠阶段。总睡眠时间是根据睡眠机遇累计的。

U

Upward Titration 向上滴定

该系统实现最佳效果的剂量增加。一个行为医学的例子：在睡眠限制治疗的过程中，基于睡眠效率标准值增加睡眠机会。

W

Wake After Sleep Onset（WASO） 入睡后觉醒时间

对于一个给定睡眠机遇期的觉醒时间。不由个体评估，而根据睡眠日记数据，计算代表总脑电图测量的睡眠阶段。总睡眠时间是根据睡眠机遇累计的。

Z

Zaleplon 扎来普隆

短效（半衰期0~2.0小时）苯二氮䓬类受体拮抗剂。

Zopiclone（Eszopiclone） 佐匹克隆

中等半衰期（4.5~7.5小时）苯二氮䓬类受体拮抗剂。

Zolpidem 唑吡坦

中等半衰期（2.5~5.5小时）苯二氮䓬类受体拮抗剂。

附录

附录1　睡眠效率的计算

第一眼看来，这个方程（总睡眠时间/在床时间）似乎很直观并且没有什么进一步解释的必要。

总睡眠时间=在床时间－(睡眠潜伏期+入睡后觉醒时间)

在床时间=规定的起床时间－规定的上床时间

在实际中，关于在床时间的具体构成或者睡眠效率的准确定义是一项具有挑战性的工作。在最简单的情况下，如果患者是按照规定的时间睡觉和规定时间起床，那计算确实是简单直观的。如果规定患者是从午夜到清晨6点的睡眠时间表，那么分母是360分钟。然而，如果患者对规定的睡眠时间表和时相延迟没有抱怨，或提前他/她的就寝时间或醒来时间，那么就产生一个问题，就是构成在床时间中的规定的上床时间或者规定的起床时间就不是原来所描述的了。

时相提前于规定的就寝时间。在时相提前的就寝案例中，当患者就寝时间比规定时间早时（例如由夜间12点提前至夜间11点），那么在床时间就应该根据实际的规定的上床时间来计算（夜间11点至早晨6点或者420分钟）。这表示决定如何进行精确计算不再是简单地依靠睡眠效率。如果患者成功地“作弊”（＞90%算为成功作弊），然后向上滴定把晚上11点作为新基准。如果患者不能成功地“作弊”（＞90%算为成功作弊），那么就有两种方法。第一，规定的上床时间按照总睡眠时间的平均值来算。例如，如果患者的平均睡眠时间是5.5小时，那么新的时间应设置在12：30~早6点。第二，也可以简单地按原来的规定睡眠时间表（例如12：00~早6点）重置睡眠限制疗法。我们应该根据患者的决定来从中选择方法，而这个因素可能对平均总睡眠时间产生变异影响。

相位延迟于规定的就寝时间。在时相延迟的就寝案例中，当患者就寝时间比规定时间推迟（如由午夜推迟到凌晨1点），在床时间应根据实际的规定的上床时间来推算（因此为1：00~6：00或300分钟）。这表示，决定如何进行滴定可能又不只是简单的根据睡眠效率。在这种情况下，更大的比预定的相位延迟的就寝时间将有可能导致睡眠效率大于90%。中心问题是如何处理“不合格”。在这种情况下，可以认为患者从一个方面来看是“超级”遵守，而从另一个方面来看却没有遵守。即在与“启动睡眠同态调节”相关的治疗方面是遵守了，但却没有遵守睡眠安排表。更重要的问题是如何处理睡眠限制治疗？治疗应继续根据已知的有效的5小时治疗窗还是最初估计的6小时治疗窗。我们的感觉是前者的策略更好，新测定应根据凌晨1点的新基准。患者已表明她/他可以保持清醒的时刻持续到更久，并且他们可以用这方法进行有效的睡眠。然而值得注意的是，一些患者“为了把事情做完”可能熬夜到更晚。除非给这样的患者最终的指令，他们可能会一直熬夜到很晚，因为他们认为可以使用额外的时间。根据我们的经验，最好是坚持让这些患者按最初规定的时间（12：00~6：00）睡觉。这有助于向他们表明事实上他们可以更早入睡，有些工作可能需要用其他时间来解决。

相位提前于规定的觉醒时间。关于相位提前于规定的觉醒时间的案例中，患者比规划的时间早醒（例如是早晨5点而不是6点），但患者本来打算是睡到6点的，这时的在床时间是根据原来计划规定的起床时间计算的，即仍然是6小时。这是因为计划是能睡够360分钟，但是并没有达到。这时按在床时间的字面解释时，睡眠效率为100%，这显然不能很好地反映事实。事实上，患者早醒和末段失眠。在这种情况下滴定法应完全根据睡眠效率。另一方面，如果某个晚上或一系列的夜晚，患者把他/她的闹铃调在5点叫醒自已因为他/她需要这样做（这样做的目的，例如赶飞机），于是在床时间只有5小时，因为在这种情况下患者其实是故意在早晨5点起床。这时睡眠效率再次被“人为”地提高及治疗师可能会想看看患者在进行向上滴定之前是怎样处理原计划的12：00~6：00时间表的。

相位延迟于规定的觉醒时间。关于相位延迟于规定的觉醒时间的案例中，当患者起床比规划的晚时（例如，7点起来而不是6点），在床时间是根据实际的规定的起床时间（7个小时）来确定。与相位提前于规定的就寝时间相比，这种情况更为复杂的是患者可能会也可能不会成功地“作弊”。如果患者成功地“作弊”（＞90%算成功作弊），然后可能从新的基准早晨7点开始向前计算。如果患者没有成功地“作弊”（＜90%的睡眠效率），那么又有两个选择：根据现有总睡眠时间的平均值重新计算规定的起床时间，或用原规定的睡眠时间表重新设置睡眠限制治疗指令。

用刺激控制指令来计算在床时间。关于被用来计算睡眠效率的适当分母（在床时间）的问题上，睡眠限制治疗指令的应用引起了另一种潜在歧义。就是说，如果患者依从睡眠限制治疗指令，怎样把起床的时间计入到卧床时间的计算中呢？例如，睡眠时间表是设置在晚上12点至早晨6点，患者使用适当的刺激指令，在整个夜晚中起床时间是60分钟。在这个案例中，分母仍然设置在360分钟，尽管从技术角度看，患者没有实实在在地睡够360分钟。这又是因为患者计划睡360分钟，但又没达到。因此，患者表现出失眠，而坚持关于在床时间字面的解释会歪曲这一事实。在这种案例中，滴定只应该依据睡眠效率。

附录2　临床手册范例：封面和封底

我们的服务特色在于：

我们的计划是由一个全国著名的行为睡眠医学专家指导。

他是行为睡眠医学理事会的创始成员之一，前美国睡眠医学科学院的分区主席，行为睡眠医学杂志的助理编辑，是行为睡眠医学的原理与实践教材的高级编辑。我们的母计划（URSRL）是由联邦政府及制药行业联合资助的，研究以便能更好地了解失眠及能更好地治疗失眠。

我们的临床工作者（他们都是美国行为睡眠医学的理事成员）都受过正规的培训，在结果中会体现出来。我们的临床工作（结合患者的满意度及临床治疗效果两方面）每年都进行评价以便能带来更高标准的临床护理。

Michael L. Perlis, Ph. D.

行为睡眠医学服务及失眠诊所，主任，精神病学副教授

罗切斯特大学医学和牙科学学院

Sara Matteson, Psy. D.

行为睡眠医学服务及失眠诊所，主任助理，精神病学高级讲师

行为睡眠医学服务及失眠诊所

Carla Jungquist, MSN, FNP-C

医师和护士执业人员

行为睡眠医学服务及失眠诊所

Ken Plotkin, M. D.

医疗顾问

神经病学助理教授

罗切斯特大学医学和牙科学学院

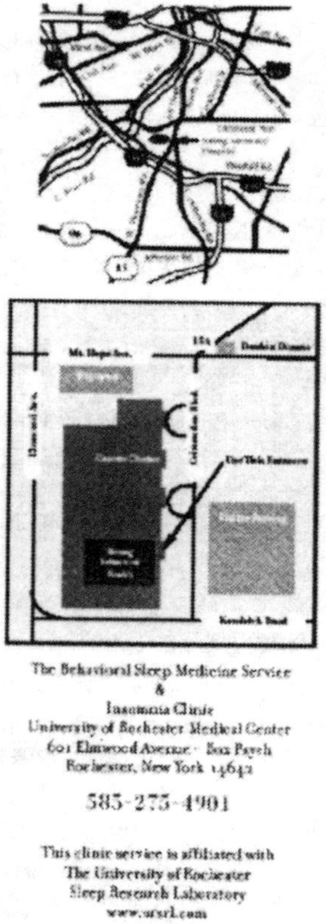

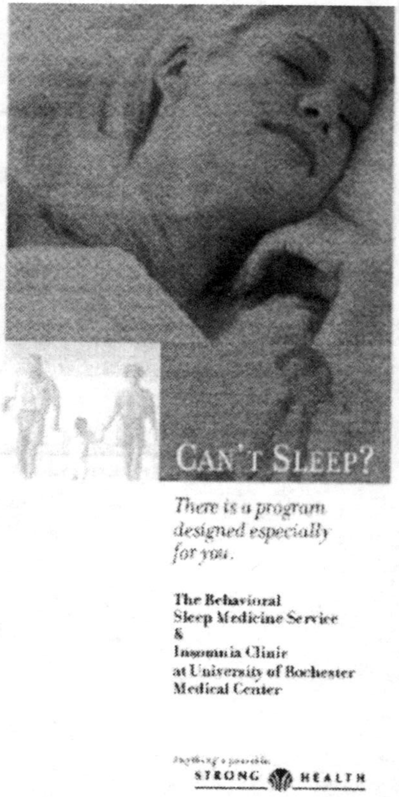

你不是单独的一个人

超过四分之一的人时不时有过失眠的经历以及超过十分之一的人遭受过慢性形式的失眠障碍。尽管普遍认为失眠不是一个严重的问题，但是有大量的证据表明不经治疗及长期的失眠会关联到以下方面：

· 生活质量降低
· 工作业绩不佳
· 事故发生增加
· 医疗疾病风险
· 精神病风险

幸运的是，对10%~20%的美国失眠患者有帮助的是，在睡眠杂志上最新的报道，睡眠专家帮助广大失眠者，往往没有使用药物。

哪些类型的睡眠问题是可以治疗的呢？

我们评价及治疗那些患有难以入睡、难以维持持续的睡眠或者难以规律睡眠的患者，以便他们能有最好的状态去工作。

我们同样还擅长于诊断和治疗与睡眠相关障碍关联的，例如

· 慢性疼痛、癌症和抑郁症和（或）焦虑
· 梦魇和夜惊
· 时差

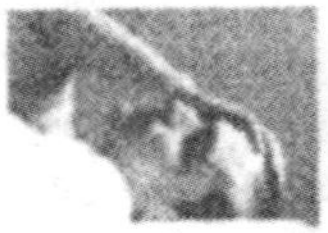

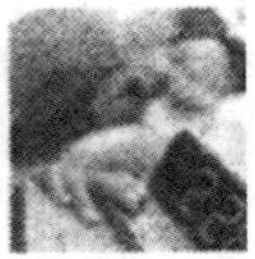

同时也为那些需要持续气道正压通气耐受的阻塞性睡眠呼吸暂停患者提供一种治疗选择。

尽管我们专长于成人的睡眠障碍，但是儿童及青少年的案例在临床中也可遇到。

失眠门诊有哪些流程？

你的睡眠评估将涉及一系列步骤。在最初的咨询期间，您将被要求完成一系列的问卷调查和进行临床访谈。这一信息将帮助我们评估影响你睡眠和白天社会功能的因素。

根据这些评估，我们将回顾我们关于你的建议及你的初级保健医生或保健提供者的建议。后续治疗可能是在我们的诊所或您的卫生保健提供者处进行，会根据实际的情况进行干预。

我希望得到哪种的治疗？

根据患者的原发或者继发性失眠，一线的干预方法通常为行为干预。行为治疗是基于这样的概念，慢性失眠（大于4周）是由各种物理和行为因素，很少或没有急性失眠（1或2天）。导致慢性失眠的因素就是治疗的目标。

临床研究表明，行为治疗对失眠是有效的，产生长期持久的结果是相当于或超过那些安眠药。五至八周的晤谈通常需要人们睡好并且帮助他们继续睡好。后续的建议是为了确保效果能够保持。

在某些情况下，睡眠实验室研究可以用于安排和（或）药物的推荐。在所有情况下，我们将与你的卫生保健提供者紧密合作，以确保协调我们的服务。

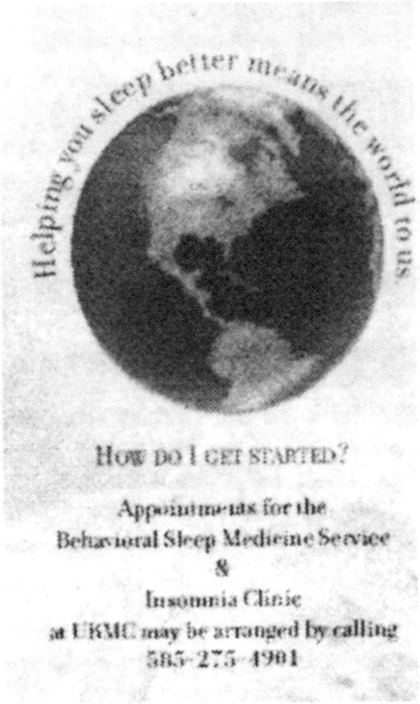
Helping you sleep better means the world to us.
How do I get started?
Appointments for the
Behavioral Sleep Medicine Service
&
Insomnia Clinic
at URMC may be arranged by calling
585-275-4901

附录3　治疗图的样本

姓名:____________________　　病案号:____________________

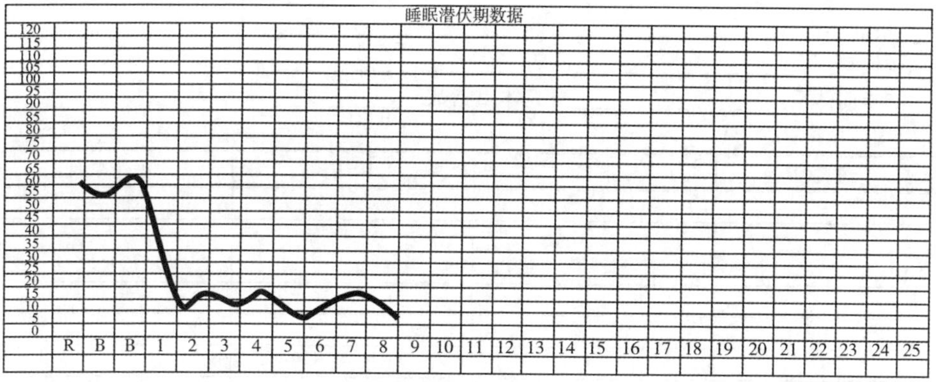

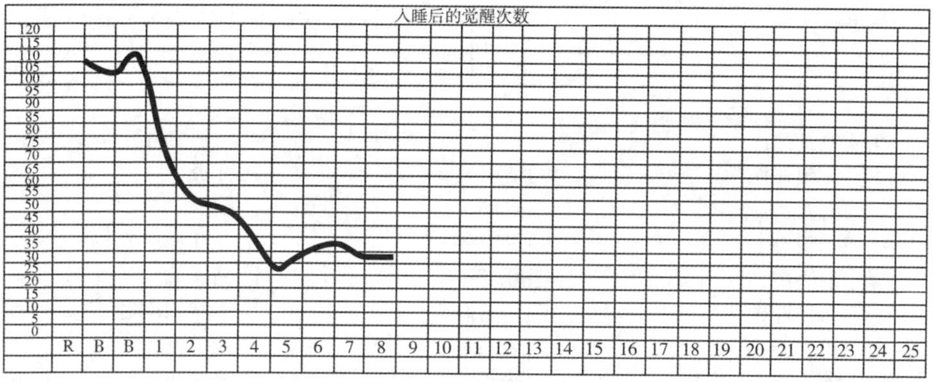

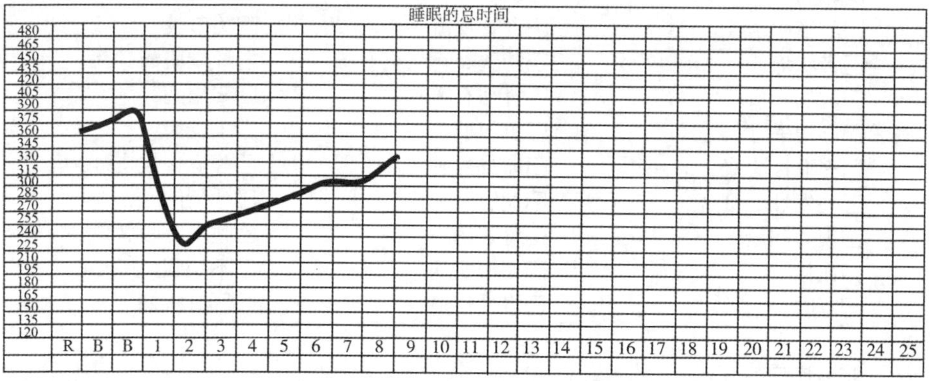

提示：以上图形每周用手工完成。在例子中,每周的数值不单单是在坐标上标出。标出数值的好处是能让临床医师更直观容易地统计你整年的情况。

附录4A 医疗记录清单

医疗记录信息表

目前体重:__________姓名:__________
目前身高:__________日期:__________
5年前体重:__________身高体重指数:__________
用药情况:

药名	剂量	用法	用药原因

在框中做标记:

□头颅外伤
□出血
□脑膜炎
□偏头痛
□多发性硬化
□帕金森病
□癫痫
□脑卒中
□带状疱疹
□胸痛
□心律失常
□充血性心衰
□突发性心脏病
□视力问题
□血栓
□哮喘

□结肠炎
□便秘
□胃溃疡
□肝炎
□胃出血
□胰腺炎
□烧心
□食管反流
□膀胱炎
□肾结石
□更年期
□卵巢囊肿
□盆腔炎
□肾衰竭
□血液疾病
□慢性疼痛

□肺炎
□结核
□癌症
□糖尿病
□甲状腺问题
□肥胖
□痛风
□关节炎
□纤维肌痛
□艾滋病
□牛皮癣
□荨麻疹或皮疹
□牙齿问题
□睡眠呼吸暂停
□不宁腿
□肝脏疾病

其他疾病:__________

手术名称及日期:__________

附录4B 临床症状清单

临床症状清单

过去两周你有过以下症状吗(如果有,写下症状的天数及严重程度)?

有	天数	严重程度(最低1分~最高5分)
____背痛	________	________
____挫伤	________	________
____胸痛	________	________
____畏寒	________	________
____便秘	________	________
____白天疲劳	________	________
____白天瞌睡	________	________
____腹泻	________	________
____吞咽困难	________	________
____头晕	________	________
____视物重影	________	________
____眼睛疲劳	________	________
____晕厥	________	________
____胃肠胀气	________	________
____流感症状	________	________
____脸红	________	________
____脚痛	________	________
____生殖器感染	________	________
____生殖器疼痛	________	________
____头痛	________	________
____心悸	________	________
____烧心/胃食管反流	________	________
____痛经	________	________
____肌肉疼痛	________	________
____肌肉无力	________	________
____颈痛	________	________
____麻木	________	________
____持续性咳嗽	________	________
____耳鸣	________	________
____呼吸短促	________	________
____喉咙痛	________	________
____隆起物	________	________
____牙痛	________	________
____吞咽困难	________	________
____其他	________	________

附录4C 睡眠障碍的症状清单

睡眠障碍症状	从不	很少	有时	常常	很多
需要30分钟或更多的时间入睡					
我在晚上醒来有30分钟或更多的时间					
我在闹铃前30分钟或更多的时间就醒了					
我选择早睡(10点前)及早起(5:30前)					
我选择晚睡(1点后)及晚起(9点后)					
我在不适当的地方及时间都很容易入睡					
我在早晨因头痛而醒来					
我早晨因口干而醒来					
我打鼾					
我的鼾音很重,以致我同睡的人抱怨					
我因透不过气或气喘吁吁而醒来					
我同睡的人注意到我好像有过呼吸停止					
我感觉我的腿不舒服					
在夜里我感觉我的腿不安宁					
我感到我经常起来及到处走					
我曾被告知我睡眠不安静					
我的同睡人抱怨我夜里有很多动作					
当兴奋时(如生气、幽默)我感觉身体很弱					
当我入睡时,我会感觉有恐惧的梦境					
当我刚醒来时,我感觉有过恐惧的梦境					
当我刚醒来时,我感觉不能移动					
我有做噩梦,特别是在前(1/2)半夜					
我有做噩梦,特别是在后(1/2)半夜					
会没有原因的突然醒来,感觉很害怕					

附录4D　睡眠环境清单

睡眠环境问卷

1. 我一周中有五天或者更多的日子使用闹铃。

是____　　不是____　　不适用____

2. 我把卧室的温度保持在比较冷的温度以及床上有2个或者更多的毛毯来保暖。

是____　　不是____　　不适用____

3. 使用百叶窗及窗帘能使卧室有效的保持黑暗以致很难知道太阳出来了。

是____　　不是____　　不适用____

4. 我已经花费足够的时间及金钱来保证我的床褥及枕头是很适合我的。

是____　　不是____　　不适用____

5. 在晚上,我的卧室的隔音效果是很好的,所以我听不到马路、邻居等发出的噪声。

是____　　不是____　　不适用____

6. 从房内的散热器、地板等传来的噪声是如此的小以致我几乎没有意识到这些声音。

是____　　不是____　　不适用____

7. 我的房间是很安全的。我从我的合住人和(或)宠物和(或)锁以及警报系统和(或)邻居那里得到的关心及支持使我感到比较舒服,以至于我在夜晚几乎不担心安全的问题。

是____　　不是____　　不适用____

8. 每周有三个或更多的晚上,我有以下2个或者更多的卧室行为:看电视、阅读、做计划、担忧、工作、清洁或者吃东西。

是____　　不是____　　不适用____

9. 我的宠物几乎从来没有在我晚上入睡后把我吵醒。

是____　　不是____　　不适用____

10. 和我一起睡的人睡眠时间表或者床上行为习惯(阅读、动来动去、抢被子、鼾音等)几乎从来没有干扰我的睡眠。

是____　　不是____　　不适用____

11. 我孩子的作息时间、床上习惯或在晚上几乎从来没有干扰我的睡眠。

是____　　不是____　　不适用____

附录4E　动机变化指数

动机的变化指数

1. 因为你的失眠症你不能……（请一一列出来）

____________________　____________________

____________________　____________________

____________________　____________________

____________________　____________________

2. 如果有一种治疗是我们可以用的，在明天，处理你的失眠，你觉得你生活的哪方面会更好？

____________________　____________________

____________________　____________________

____________________　____________________

____________________　____________________

3. 如果我们有一种治疗方法可以用于治疗你的失眠，那么你愿意每星期在这过程中花费多少时间？

_____1小时　_____2小时　_____4小时　_____8小时　_____10小时

4. 如果我们有一种治疗方法可以用于治疗你的失眠，但却需要一些时间，你愿意等多长的时间？

_____1星期　_____2星期　_____4星期　_____8星期　_____10星期

5. 如果我们有一种治疗方法可以用于治疗你的失眠，但在你变得更好之前会先变得更糟糕，你能承受更糟糕的程度是？

_____10%　_____20%　_____40%　_____80%　_____100%

6. 为了在你生活中做一些改进，改进多少才是算得上真正的成就？

_____10%　_____20%　_____40%　_____80%　_____100%

附录5 睡眠日记

西方精神病学研究所和临床睡眠与生物学中心的匹兹堡睡眠日记(PghSD)

请把这本小册子放在你的床边,睡前的最后一件事及睡醒来的第一件事就是填写好它。在小册子里有14页,一页用来记录一晚的睡眠。每晚最后的一件事就是填写好左边的那一栏,右边的那栏是醒来后第一时间填写。我们知道很难准确地估计入睡时间及夜间醒来时间,你只需填写最接近的就好。

当回答关于你睡得怎么样、机警程度及醒来的情绪,请考虑你个人的独自情况来填写。填写一个最能代表你当时感觉的分数。我们会用一个水平来作答而非要你做一个“是”或“否”的回答,但你可以在范围内作出一个最接近的答案。请尽量完成整个量表,而不是简单地把分数填写到最后一页或者其他页当中。

姓名:__________ 身份证号:__________

睡眠日记 **睡眠时间** **在床时间**

请你填写好这部分作为睡前的最后一件事。

天数:__________ 日期:__________

今天,你什么时间吃(如果没有,则写“无”)

早餐:__________ 午餐:__________ 晚餐:__________

在每个时间段你有以下哪些行为?(如果没有,则留白)

	早餐前或早餐时	早餐后到午餐前	午餐后到晚餐前	晚餐后
含咖啡因的饮料				
含酒精的饮料				
抽烟				
雪茄/烟斗/口嚼烟(嚼烟)				

你今天用了什么药物?(处方药或非处方药)

药名	用药时间	剂量

你今天做了哪种运动？（如果没有，在后面打勾）□

开始时间：________ 结束时间：________ 哪类运动：________

开始时间：________ 结束时间：________ 哪类运动：________

白天小睡了多少次？（如果没有，写0）________，写出每次的时间：

开始时间：________________ 结束时间：________________

开始时间：________________ 结束时间：________________

开始时间：________________ 结束时间：________________

请你填写好这部分作为醒来的第一件事。

天数：__________ 日期：________________

昨晚上床睡觉的时间：________________

熄灯的时间：________________

多少分钟才入睡：________________

最终醒来时间：________________

如何醒来（选择一个）：闹铃/广播□ 吩咐其他人唤醒□ 吵醒□ 自然醒□

入睡后，夜间醒来的次数（画圆圈）：

0 1 2 3 4 5或者更多

醒来的总时间：______ 分钟

——醒来上厕所次数： 0 1 2 3 4 5或者更多

——给噪声/孩子/一起睡的人吵醒： 0 1 2 3 4 5或者更多

——因不舒服或者身体不适而醒来： 0 1 2 3 4 5或者更多

——自然醒： 0 1 2 3 4 5或者更多

评级（在横线上标出）：

睡眠质量：

____

非常差 非常的好

最后醒来的情绪：

____

非常紧张 非常平静

最后醒来时的清醒程度：

____

非常昏沉沉的 非常清醒

附录6 睡眠日记：一周一览表

姓名：________________ 日期：________________

醒来后马上填写

	星期一	星期二	星期三	星期四	星期五	星期六	星期日		平均
睡觉时间(时钟时间)									
起床时间(时钟时间)									
睡觉时间(距晚上11点的偏离值)									
起床时间(距早晨7点的偏离值)									
SL 睡眠潜伏期(分钟)									
NOA 醒来次数(#)									
WASO 入睡后觉醒时间(分钟)									
TOB 总离床时间(分钟)									
TST 总睡眠时间(分钟)									

睡眠效率及在床时间可以自动计算

在上床前填写，描述你今天的感受：

	星期一	星期二	星期三	星期四	星期五	星期六	星期日		平均
典型的一天(是/不)									
疲劳(无0-1-2-3-4-5很多)									
压力(无0-1-2-3-4-5很多)									
警觉(无0-1-2-3-4-5很多)									
集中(无0-1-2-3-4-5很多)									
情绪(无0-1-2-3-4-5很多)									
运动时间(分钟)									
今天在户外的时间(分钟)									
#酒精饮料									
今天处方用药(有/无)									
今天非处方药(有/无)									
今天疼痛(无0-1-2-3-4-5很多)									
健康(无0-1-2-3-4-5很多)									
今天月经(有/无)									
痛经(无0-1-2-3-4-5很多)									

请在纸的背面注明今天不是典型的一天的原因及已经用了什么药、怎么用法。

索引

52检